Vagner Dos Santos - Irene Muñoz - Magno Farias
(organizadores)

Questões e Práticas Contemporâneas da
Terapia Ocupacional
na América Do Sul
2ª Edição

(Cuestiones y Prácticas Contemporáneas de la
Terapia Ocupacional
en América del Sur (2 Ed))

Vagner Dos Santos
Irene Muñoz
Magno Farias
(Organizadores)

QUESTÕES E PRÁTICAS CONTEMPORÂNEAS DA TERAPIA OCUPACIONAL NA AMÉRICA DO SUL

(CUESTIONES Y PRÁCTICAS CONTEMPORÁNEAS DE LA TERAPIA OCUPACIONAL EN AMÉRICA DEL SUR)

2. Edição

Editora CRV
Curitiba – Brasil
2022

Copyright © da Editora CRV Ltda.
Editor-chefe: Railson Moura
Diagramação e Capa: Designers da Editora CRV
Imagem da Capa: Universidad Central, Chile
Revisão: Analista de Escrita e Artes CRV

DADOS INTERNACIONAIS DE CATALOGAÇÃO NA PUBLICAÇÃO (CIP)
CATALOGAÇÃO NA FONTE
Bibliotecária responsável: Luzenira Alves dos Santos CRB9/1506

Q3

Questões e Práticas Contemporâneas da Terapia Ocupacional na América do Sul. 2. ed. / Vagner Dos Santos, Irene Muñoz, Magno Farias (organizadores) – Curitiba : CRV, 2022.
230 p.

Bibliografia
ISBN Digital 978-65-251-2795-8
ISBN Físico 978-65-251-2794-1
DOI 10.24824/978652512794.1

1. Terapia ocupacional 2. Serviços de saúde comunitária 3. América do Sul – Saúde - Sociedade I. Santos, Vagner Dos, org. II. Munõz, Irene, org. III. Farias, Magno, org. III. Título IV. Série.

2022-24907

CDD 331.7
CDU 615.851.3

Índice para catálogo sistemático
1. Terapia ocupacional - 615.851.3

ESTA OBRA TAMBÉM SE ENCONTRA DISPONÍVEL EM FORMATO DIGITAL.
CONHEÇA E BAIXE NOSSO APLICATIVO!

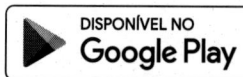 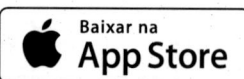

2022
Foi feito o depósito legal conf. Lei 10.994 de 14/12/2004
Proibida a reprodução parcial ou total desta obra sem autorização da Editora CRV
Todos os direitos desta edição reservados pela: Editora CRV
Tel.: (41) 3039-6418 – E-mail: sac@editoracrv.com.br
Conheça os nossos lançamentos: www.editoracrv.com.br

Conselho Editorial:

Aldira Guimarães Duarte Domínguez (UNB)
Andréia da Silva Quintanilha Sousa (UNIR/UFRN)
Anselmo Alencar Colares (UFOPA)
Antônio Pereira Gaio Júnior (UFRRJ)
Carlos Alberto Vilar Estêvão (UMINHO – PT)
Carlos Federico Dominguez Avila (Unieuro)
Carmen Tereza Velanga (UNIR)
Celso Conti (UFSCar)
Cesar Gerónimo Tello (Univer .Nacional Três de Febrero – Argentina)
Eduardo Fernandes Barbosa (UFMG)
Elione Maria Nogueira Diogenes (UFAL)
Elizeu Clementino de Souza (UNEB)
Élsio José Corá (UFFS)
Fernando Antônio Gonçalves Alcoforado (IPB)
Francisco Carlos Duarte (PUC-PR)
Gloria Fariñas León (Universidade de La Havana – Cuba)
Guillermo Arias Beatón (Universidade de La Havana – Cuba)
Helmuth Krüger (UCP)
Jailson Alves dos Santos (UFRJ)
João Adalberto Campato Junior (UNESP)
Josania Portela (UFPI)
Leonel Severo Rocha (UNISINOS)
Lídia de Oliveira Xavier (UNIEURO)
Lourdes Helena da Silva (UFV)
Marcelo Paixão (UFRJ e UTexas – US)
Maria Cristina dos Santos Bezerra (UFSCar)
Maria de Lourdes Pinto de Almeida (UNOESC)
Maria Lília Imbiriba Sousa Colares (UFOPA)
Paulo Romualdo Hernandes (UNIFAL-MG)
Renato Francisco dos Santos Paula (UFG)
Rodrigo Pratte-Santos (UFES)
Sérgio Nunes de Jesus (IFRO)
Simone Rodrigues Pinto (UNB)
Solange Helena Ximenes-Rocha (UFOPA)
Sydione Santos (UEPG)
Tadeu Oliver Gonçalves (UFPA)
Tania Suely Azevedo Brasileiro (UFOPA)

Comitê Científico:

Ana Rosete Camargo Rodrigues Maia (UFSC)
Carlos Leonardo Figueiredo Cunha (UFRJ)
Cristina Iwabe (UNICAMP)
Evania Nascimento (UEMG)
Fernando Antonio Basile Colugnati (UFJF)
Francisco Jaime Bezerra Mendonca Junior (UEPB)
Janesca Alban Roman (UTFPR)
José Antonio Chehuen Neto (UFJF)
Jose Odair Ferrari (UNIR)
Juliana Balbinot Reis Girondi (UFSC)
Karla de Araújo do Espirito Santo Pontes (FIOCRUZ)
Lucas Henrique Lobato de Araujo (UFMG)
Lúcia Nazareth Amante (UFSC)
Lucieli Dias Pedreschi Chaves (EERP)
Maria Jose Coelho (UFRJ)
Milena Nunes Alves de Sousa (FIP)
Narciso Vieira Soares (URI)
Orenzio Soler (UFPA)
Samira Valentim Gama Lira (UNIFOR)
Thiago Mendonça de Aquino (UFAL)
Vânia de Souza (UFMG)
Wagner Luiz Ramos Barbosa (UFPA)
Wiliam César Alves Machado (UNIRIO)

Este livro passou por avaliação e aprovação às cegas de dois ou mais pareceristas *ad hoc*.

SUMÁRIO

PREFÁCIO 11
Margarita González

INTRODUÇÃO
COMO LER E INTERPRETAR
NOSSAS REALIDADES: um guia prático 13
Magno Farias
Irene Muñoz
Vagner Dos Santos

SEÇÃO 1
HISTÓRIA & TRADIÇÕES PROFISSIONAIS

CAPÍTULO 1
LA TRADICIÓN SOCIAL EN LA
TERAPIA OCUPACIONAL ARGENTINA 21
Liliana Paganizzi
Sol Becerra
Magdalena Macias
Victoria Ibarra

CAPÍTULO 2
A TERAPIA OCUPACIONAL DE UM
BRASIL DEMOCRÁTICO E LIVRE 41
Vagner Dos Santos
Waldez Cavalcante Bezerra
Aline Godoy
Ellen Terra

CAPÍTULO 3
DECOLONIALIDAD E INTERCULTURALIDAD
COMO LUGARES DE ENUNCIACIÓN PARA
ANALIZAR LA TERAPIA OCUPACIONAL EN CHILE 53
Michelle Lapierre

CAPÍTULO 4
TERAPIAS OCUPACIONALES COLOMBIANAS:
recorriendo historias a través de una muestra museográfica 61
Solángel García Ruiz
Jaqueline Cruz Perdomo
Clara Duarte Cuervo
Aleida Fernández Moreno

CAPÍTULO 5
CULTURA DE LA TERAPIA OCUPACIONAL
EN EL PERÚ: Percepción histórica y actual 85
Jenny Herrera

CAPÍTULO 6
CONTEXTUALIZACIÓN, HISTORIA Y CULTURA
DE TERAPIA OCUPACIONAL EN VENEZUELA 91
Velis Rodríguez
Gisela Blanco
María Eugenia Nahr

CAPÍTULO 7
HISTORIA DE LA TERAPIA OCUPACIONAL EN URUGUAY 107
Janine Hareau
Sonia Díaz Valdez
Andrés Rey
Fabián Preciozzi

CAPÍTULO 8
DESDE LA TIERRA GUARANÍ.
TERAPIA OCUPACIONAL EN PARAGUAY 113
Fatima Iaffei
Librada Esther Giménez Valdez

SEÇÃO 2
FORMAÇÃO, PRÁTICAS E REDES

CAPÍTULO 9
CONSTITUIÇÃO DE UM CAMPO DE CONHECIMENTO
SOBRE RELAÇÕES RACIAIS? REFLEXÕES DA/PARA
A TERAPIA OCUPACIONAL BRASILEIRA 121
Magno Farias
Sofia Martins

CAPÍTULO 10
PÓS-GRADUAÇÃO STRICTO SENSU EM TERAPIA
OCUPACIONAL: Percurso do PPGTO/UFSCar na
institucionalização acadêmica da área no Brasil 131
Ana Paula Serrata Malfitano
Thelma Simões Matsukura
Cláudia Maria Simões Martinez
Roseli Esquerdo Lopes

CAPÍTULO 11
ESTRATEGIAS, INTERVENCIONES Y TEMÁTICAS MANEJADAS POR LOS TERAPEUTAS OCUPACIONALES COLOMBIANOS EN TIEMPOS DE PANDEMIA 141
Juan Manuel Arango Soler
Yerson Alí Correa Moreno
Jaime Alberto Méndez Castillo
Luis Alfredo Arango Soler

CAPÍTULO 12
FEMINIZACIÓN Y TERAPIA OCUPACIONAL. UNA LECTURA POSIBLE 153
Daniela Testa

CAPÍTULO 13
TERAPIA OCUPACIONAL COMO DEFENSORA DE LOS DERECHOS HUMANOS 161
Irene Muñoz

CAPÍTULO 14
A TERAPIA OCUPACIONAL SOCIAL E A CONSTRUÇÃO DA AÇÃO PROFESSIONAL EM EQUIPAMENTOS DA ASSISTÊNCIA SOCIAL BRASILEIRA 175
Ana Carolina de Souza Basso
Waldez Cavalcante Bezerra

CAPÍTULO 15
AÇÕES TERRITORIAIS E COMUNITÁRIAS NO BRASIL: vivências e reflexões a partir da Terapia Ocupacional Social 183
Monica Villaça Gonçalves
Gabriela Pereira Vasters
Beatriz Prado Pereira
Marina Jorge da Silva
Pamela Cristina Bianchi

CAPÍTULO 16
SALUD MENTAL Y TERAPIA OCUPACIONAL EN URUGUAY:
Un Campo abierto y en permanente construcción 193
Rolando Ramírez Pulgar

CAPÍTULO 17
EL IMPACTO DE LA MIGRACIÓN EN LA PRÁCTICA DE LA TERAPIA OCUPACIONAL EN VENEZUELA 201
María Eugenia Nahr
Gisela Blanco
Velis Rodríguez

ÍNDICE REMISSIVO 221

SOBRE OS ORGANIZADORES/AUTORES 225

PREFÁCIO

Es un placer para la WFOT, Federación Mundial de Terapeutas Ocupacionales, hacer presencia en la segunda edición de este libro. Con él se busca registrar el transcurrir histórico de la profesión desde diferentes miradas y concepciones, bajo los hilos conductores de la terapia ocupacional en Sur América.

La mirada histórica de los diferentes autores y experiencias de los países se orientan a describir y narrar la manera como la profesión se ha afianzado y fortalecido en paradigmas que han trascendido los modelos anglosajones y biomédicos. Con este ejercicio se ha buscado avanzar hacia una práctica de la terapia ocupacional que se oriente bajo concepciones y reflexiones epistemológicas centradas en lo social, en lo comunitario, en los derechos humanos, y en los principios de equidad hacia la población de los países Latino Americanos.

En este libro se incluyen las reflexiones de autores de Argentina, Chile, Colombia, Brasil, Perú, Venezuela, Uruguay, y Paraguay, quienes disciernen, con capacidad crítica, analítica y con un reconocimiento claro de la memoria histórica, sobre el ejercicio de la práctica de la terapia ocupacional. Se ocupan ellos, asimismo, de mostrar la forma como nuestra praxis se convierte en un acto reflexivo frente a las diferentes realidades regionales, y revelan la necesidad de avanzar en un análisis riguroso frente a la región latinoamericana, en donde las realidades son diversas y múltiples, ya que estas, tradicionalmente han mostrado un desconocimiento de quienes redactan las políticas frente a la discapacidad, a la profesión y a disciplinas afines.

¿Hacia dónde ha dirigido la Terapia Ocupacional su mirada en estas más de tres décadas en el contexto latinoamericano? Esta es una pregunta que podremos ver analizada en este interesante libro. Desde las propuestas de sus autores podemos viajar en el tiempo de una manera convincente frente a las nuevas realidades y escenarios diversos, de una disciplina encajada en los derechos humanos que busca, en forma permanente, transformar y adaptar la ocupación a partir de una mirada colectiva.

Gracias al trabajo entre la editorial CRV de Curitiba en Brasil, La coordinación de sus tres organizadores, Irene Muñoz Espinosa, Magno Nunes Farias y Vagner dos Santos, la participación copiosa de un invaluable número de personas en el comité editorial, y comité científico, y la contribución de la Universidad Central de Chile y la Universidad de |Brasilia será posible que este valioso libro llegue a muchas manos en donde a través de sus páginas se deleitarán con el trascurrir de una profesión valiosa y fundamental que conlleva a un análisis de crecimiento y desarrollo importante como lo ha logrado la terapia ocupacional.

Margarita González
WFOT vicepresidenta

INTRODUÇÃO

COMO LER E INTERPRETAR NOSSAS REALIDADES: um guia prático

Magno Farias
Irene Muñoz
Vagner Dos Santos

As reflexões de Freire (1981), em seu texto *Considerações em torno do ato de estudar* (escrito em 1968 no Chile), que traz alguns pontos sobre o que engloba o estudo de um texto, de uma bibliografia, pode nos ajudar a pensar a leitura do presente livro, em uma perspectiva crítica, pois entendemos que esse percurso deve ser marcado por esses elementos freireanos que conseguem superar perspectivas epistemológicas limitadoras do ato de pensar as ideais e práticas da terapia ocupacional na América do Sul.

Primeiramente, cabe o reconhecimento que o estudo de um texto, não é uma tarefa fácil: "*Exige de quem o faz uma postura crítica, sistemática. Exige uma disciplina intelectual que não se ganha a não ser praticando-a*" (Freire, 1981, p. 8).

Desta forma, Freire aponta que o estudo de um texto é um exercício cotidiano, que se fortalece a partir da prática para alcançar uma maior sensibilidade em perceber o que está posto em um conjunto de ideais, para que assim, a visão crítica seja potente na ação de compreensão e apropriação dos significados mais profundos, na análise desse conteúdo. Freire (1981) aponta alguns pontos essenciais para o ato de estudar um texto, a partir de uma postura crítica. Sendo assim, vamos aqui frisar esses pontos, sem seguir a mesma sistematização do autor, mas baseando-se profundamente em seus pressupostos:

a) *O leitor assume o papel de sujeito no ato de realizar a leitura*, se libertando da postura passiva, procurando ter uma postura crítica do conteúdo veiculado. Assim, a ação crítica para se debruçar diante de uma obra deve ser a mesma que se tem diante do mundo, da existência, da realidade, e se dá na imersão e na busca da construção de racionalidade ou campos de inteligibilidade cada vez mais lúcidos para entender e explicar o que está posto no texto (o que está posto está na construção do novo campo de realidade, dentro do encontro do leitor e dos autores do texto).

b) *O aprofundamento no texto é uma atitude frente ao mundo*, pois o ato da análise não se dá apenas na relação entre o leitor-texto/autores, mas por todos os processos objetivos e subjetivos que intermediam e constroem a nova realidade, o documento reflete a relação e o enfrentamento dos autores que os escreveram com o mundo. Assim, o leitor deve assumir uma postura curiosa no processo de análise não focada apenas no texto, mas na observação de práticas, que está na realidade do mundo (Freire, 1981).

c) *O estudo de um texto, sua compreensão profunda no processo de análise, exige que o leitor "se ponha, tanto quanto possível, a par da bibliografia que se refere ao tema ou ao objeto de sua inquietude"* (Freire, 1981, p. 10, grifos nossos). Assim, a imersão nas práticas e reflexões sobre terapia ocupacional na América no Sul, exige um aprofundamento prévio nas bibliografias que tratam sobre as questões, para dar conta de compreender de maneira crítica as contradições que podem ser articuladas nesse documento. Logo, a leitura desse texto pode ser um ponto de partida ou chegada para nossos aprofundamentos, sendo esses um dos objetivos colocados aqui (exemplos: Monzeli *et al.*, 2019; Monzeli *et al.*, 2021; Bottinelli *et al.*, 2016; Gómez, 2007; Cuervo *et al.*, 2016; Morán & Ulloa, 2016; Vinzón, V., Allegretti, M., & Magalhães, 2020; Bianchi & Malfitano, 2017; Díaz-Leiva & Malfitano, 2021; Lillo & Blanche, 2010; Dos Santos & Gallasi, 2014; Tolvett, 2017).

d) *Assumir uma relação de diálogo com os sujeitos autores das obras, com a mediação dos temas que são discutidos dos textos.* "Esta relação dialógica implica na percepção do condicionamento histórico-sociológico e ideológico do autor, nem sempre o mesmo do leitor" (Freire, 1981, p. 10). Há um olhar novamente que tensiona o contexto e as tensões históricas, sociológicas e ideológicas dos autores do texto, que pode se defrontar com o percurso epistemológico que o leitor vem tratando. Assim, temos que assumir esse diálogo, e assumir também os confrontos que banalizam esse percurso.

e) *Humildade se coloca com característica essencial para o estudo de um texto.* Dessa forma, a humildade é condição para um movimento crítico, no ato de não se sentir "diminuído se encontra dificuldades, às vezes grandes, para penetrar na significação mais profunda do texto" (Freire, 1981, p. 10). Admitindo que o que está veiculado no texto nem sempre é passível de uma resposta imediata, e que exige novos aprofundamentos para dar conta do conteúdo posto, a compreensão não é algo dado a partir da superficialidade, mas exige inferências, curiosidades, especulação, que exige paciência e trabalho.

A perspectiva de um diálogo

Nesse percurso, cabe compreender que as leituras propostas aqui não irão se dar de maneira corriqueira e simples, mas que exigem práticas, inferências, sondagens sobre significações, sentidos, criações e entendimentos das conjunturas sociais, políticas e econômicas do documento.

É importante considerar que a leitura da obra não irá significar alinhamento com suas ideias. A proposta é que aconteça pontos constantes de diálogo, em direções convergentes, mas também divergentes.

Destacamos que esses pontos de conflitos podem se dar, inclusive, logo na leitura do título, que nos apresenta dois símbolos, um geográfico e o outro temporal (a ideia de 'América do Sul' e 'Contemporâneo'), tendo em vista que essas duas definições carregam uma herança colonial em suas concepções.

Desejariam os organizadores que o termo América não fosse uma homenagem feita pelo geógrafo alemão Martin Waldseemüller à Américo Vespúcio (Ardao, 1980). No entanto, nossos desejos possibilitam construir futuros e ressignificar o passado. Por isso, negociando com uma realidade posta, iniciamos este projeto olhando com uma visão crítica de onde e quando estamos situados.

Entendemos que é necessário continuamente a construção de campos teóricos, que sempre estão ligados às práticas, as relações dialógicas com as realidades, compreensão dos contextos, dos vestígios históricos, sociais, políticos e culturais. Esse processo exige paciência e humildade, e sobretudo, uma perspectiva crítica diante a contradições, colonialidades e opressões que podem estar envolvendo também essa obra.

Desta forma, afirmamos aqui que a leitura desse livro *"não é um ato de consumir ideias, mas de criá-las e recriá-las"* (Freire, 1981, p. 10, grifos nossos). Este projeto é um convite ao diálogo, cujas conclusões não existem, mas sim processos contínuos de viver e significar nossas experiências.

Os capítulos presentes no livro contribuem com diversas ações e reflexões de diferentes cenários da América do Sul, como Freire descreve, em uma relação dialética, na qual a terapia ocupacional pode alcançar processos transformadores. Como profissionais devemos enfrentar o desafio de ir além da reflexão e atuar nos diferentes cenários disciplinares, para não nos tornarmos uma profissão estéril e ao mesmo tempo não sermos apenas militantes da profissão, focando na prática sem reflexão. A concepção deste livro visa gerar reflexão e práxis disciplinar onde o propósito é gerar diálogo, pois diálogo é criação, compromisso e transformação, contribuindo para melhorar as condições dos grupos que são objeto de atenção de nossa profissão.

REFERÊNCIAS

Ardao, Arturo. (1980). *Génesis de la idea y el nombre de América Latina*. Caracas: Centro de Estudios Latino-americanos Romulo Gallegos.

Bottinelli, M. M., Nabergoi, M., Mattei, M. C., Zorzoli, F. J. M., Díaz, F. M., Spallato, N. M., & Daneri, S. M. (2016). Reflexiones sobre los orígenes de la formación en Terapia Ocupacional en Argentina. *Revista Ocupación Humana, 16*(2), 11-25.

Bianchi, P. C., & Malfitano, A. P. S. (2017). Formación en terapia ocupacional en América Latina:¿ avanzamos hacia la cuestión social?. *World Federation of Occupational Therapists Bulletin, 73*(1), 15-23.

Cuervo, C. D., Moreno, A. F., Perdomo, J. C., & Ruiz, S. G. (2016). Precursores de la Terapia Ocupacional en Colombia: sujetos, instituciones, oficios. *Revista Ocupación Humana, 16*(2), 93-109.

Dos Santos, V., & Gallassi, A. (2014). *Questoes contemporáneas da terapia ocupacional na América do sul*. CRV.

Díaz-Leiva, M. M., & Malfitano, A. P. S. (2021). Reflexiones sobre la idea de América Latina y sus contribuciones a las terapias ocupacionales del sur. *Cadernos Brasileiros de Terapia Ocupacional, 29*.

Freire, P. (1981). *Ação cultural para a liberdade*. (5. ed.). Rio de Janeiro: Paz e Terra,

Farret, & Pinto. (2011). América Latina: da construção do nome à consolidação da ideia. *Topoi* (Rio de Janeiro) [online]. *12*(23), 30-42.

Gómez, E. M. (2007). Referentes históricos de la utilización de actividades en Sudamérica. *Terapia ocupacional psicosocial*. Buenos Aires: Polemos, 23-30.

Lillo, S. G., & Blanche, E. I. (2010). Desarrollo de la Terapia Ocupacional en Latinoamérica. *Revista Chilena de Terapia Ocupacional*, (10), 123.

Monzeli, G. A., Jara, R. M., Lopes, R. E., & Cuervo, C. D. (2021). Historias de la Terapia Ocupacional en América Latina: la primera década de creación de los programas de formación profesional. *Revista Ocupación Humana, 21*(2), 113-136.

Monzeli, G. A., Morrison, R., & Lopes, R. E. (2019). Histórias da terapia ocupacional na América Latina: a primeira década de criação dos programas de formação profissional. *Cadernos Brasileiros de Terapia Ocupacional, 27*, 235-250.

Morán, J. P., & Ulloa, F. (2016). Perspectiva crítica desde latinoamérica: hacia una desobediencia epistémica en terapia ocupacional contemporánea/ Perspectiva crítica desde a América Latina: uma desobediência epistêmica na Terapia Ocupacional contemporânea. *Cadernos Brasileiros de Terapia Ocupacional, 24*(2).

Tolvett, M. P. (2017). Reflexiones sobre las prácticas comunitarias: aproximación a una Terapia Ocupacional del Sur. *Revista Ocupación Humana, 17*(1), 73-88.

Vinzón, V., Allegretti, M., & Magalhães, L. (2020). Um panorama das práticas comunitárias da terapia ocupacional na América Latina. *Cadernos Brasileiros de Terapia Ocupacional, 28*, 600-620.

SEÇÃO 1
HISTÓRIA & TRADIÇÕES PROFISSIONAIS

CAPÍTULO 1
LA TRADICIÓN SOCIAL EN LA TERAPIA OCUPACIONAL ARGENTINA

Liliana Paganizzi
Sol Becerra
Magdalena Macias
Victoria Ibarra

Introducción

La Terapia Ocupacional (TO) en Argentina al igual que en otros países de la región latinoamérica recibe una influencia determinante y constitutiva de la perspectiva anglosajona, que permanece vigente en la mayoría de las instituciones académicas (Bianchi & Malfitano, 2017). Sin embargo desde los distintos campos de práctica, surge una producción de saberes que van conformando lo que podemos denominar hoy en día como Perspectivas desde el Sur, donde lo "social" emerge una y otra vez: como concepto, campo o como práctica. En Argentina la cuestión social aparece, de una y otra forma, de manera fragmentada pero ininterrumpida desde los años 80 (Paganizzi, 2014). Aquí presentamos la cuestión a la luz del reciente concepto de Tradición Social para relevar su presencia y evolución a través de uno de los campos de producción de la disciplina: los trabajos de colegas argentinos presentados en los Congresos Nacionales Argentinos y Latinoamericanos de Terapia Ocupacional realizados entre 1985 y 2019 en el país.

Sobre la construcción del conocimiento: de las prácticas a la construcción de saberes

Se reconoce la existencia de concepciones diferentes, complementarias y en franca oposición sobre la naturaleza del conocimiento. Una discusión detallada de la cuestión excede por lejos las pretensiones de este trabajo y por cierto, de las habilidades cognitivas actuales de quienes lo escriben, sin embargo resulta interesante compartir algunas articulaciones que se construyen en relación a la producción de conocimiento en la TO argentina, particularmente a lo que por el momento se puede nombrar como la cuestión social. La disciplina nació como un campo de práctica y fue "enseñada" desde una perspectiva anglosajona en la que la formación académica se centraba en los aportes de la Medicina, la Rehabilitación Física y las especificidades que proponía el Manual de Willard y Spackman (1era y sucesivas ediciones) y antaño en la Terapéutica Ocupacional en Rehabilitación de la Sra. Mary McDonald.

Sin embargo por los años 80, las mismas colegas que en las aulas habían aprendido el razonamiento clínico propio de los efectores de salud de niveles de atención terciaria[2] se involucraron y en algunos casos lideraron experiencias en el territorio donde trabajaban junto a personas con o sin discapacidad, dentro y fuera de los sistemas de salud (Paganizzi, 2015). Estas prácticas impulsaron la creación de asignaturas denominadas –más –menos– Comunitarias y algunos años después estas experiencias aparecen en las producciones bibliográficas nacionales y en algunos de los trabajos presentados en los Congresos Nacionales entre 1985 y 2019.

En los años 90 en las universidades comenzó a circular el concepto de Marcos de Referencias y Modelos. El cuerpo de conocimientos de la TO se articula entonces en torno a un conjunto de criterios epistemológicos, que se organizan según los términos de paradigma, marco de referencia teórico (modelo de salud) y modelo de práctica. Los marcos de referencia teóricos según la perspectiva anglosajona se nutren del conocimiento generado de la investigación de áreas como la medicina y la psicología – en menor medida de la sociología y la antropología – y al concepto de paradigma, al que podría atribuírsele además la función principal de aportar unidad e identidad profesional a los terapeutas ocupacionales (Moruno Miralles, 2017). Pero el Siglo XXI abrió nuevas perspectivas, nacionales, regionales e internacionales y la Terapia Ocupacional extiende su horizonte a intervenciones más amplias, que incluyen a la vez que exceden el campo de la salud.

En 2001, Argentina atravesó, una vez más, una fuerte crisis política de gran impacto en lo económico, generando un aumento significativo de los niveles de pobreza, incrementando así la desigualdad social. Es así como numerosos terapistas ocupacionales de distintas partes del país comenzaron a incorporarse en trabajos comunitarios con personas en riesgo social (Paganizzi, 2015). En el año 2004 la WFOT a través del documento de posicionamiento sobre la Rehabilitación Basada en la Comunidad (RBC) asumió la existencia de personas con discapacidad que junto con sus familias y comunidad tienen restringido o negado el acceso a una participación digna y significativa en su vida diaria [...]. Apareció una conciencia crítica sobre estas realidades, guiadas por nuevas nociones tales como apartheid ocupacional, privación ocupacional y justicia ocupacional (WFOT, 2004).

En 2007 la publicación del libro Terapia Ocupacional (TO) sin Fronteras difundió la existencia de prácticas (de diferentes partes del mundo, inclusive

Latinoamérica) hasta entonces denominadas no tradicionales que trascendieron el campo de la salud , sumaron fundamentos y dieron forma a lo que se ha dado en llamar el razonamiento político (Kronenberg *et al.*, 2007). Esta perspectiva se expresó con claridad durante el 15º Congreso Mundial de la WFOT llevado a cabo en Chile en 2010, por primera vez en un país latinoamericano, con la propuesta de hacer frente a cuestiones sociales y a mantener un pensamiento reflexivo y crítico con respeto por la diversidad, la cultura, los asuntos sociales y los derechos humanos (Galheigo, 2012) y en el Día de la Educación con la propuesta de "...integrar el enfoque biomédico con un enfoque socio-comunitario... y conceptos políticos sociales como ejercicio de ciudadanía, reconocimiento de los derechos humanos y el reconocimiento de los diferentes actores sociales" (WFOT, 2010).

Comenzamos a hablar de Terapias Ocupacionales: Psicosociales, Andinas, las del Sur, las del Norte, Occidente y Oriente que invitan a actuar localmente y pensar globalmente, las que son críticas, las que se reconocen como una práctica social, las que invitan a desarrollar profesionales con capacidades de dirigir, pero también de acompañar, de organizar asuntos individuales y colectivos, (García Ruiz, 2016; Da Rocha Medeiros, 2008; Guajardo, 2012). Más allá de las curriculas y las bibliografías que continúan siendo preponderante anglosajonas, las prácticas "contextualizadas" sumaron a la vez que generaron un campo de saberes que permitió construir una Perspectiva que ya podemos denominar desde el Sur, que desestima el valor unificador que proporciona el concepto de Paradigma para reconocer que existen muchos lugares de enunciación de fundamentos para producir y comprender Terapia Ocupacional.

Desde esta perspectiva y en diálogo con una de las ramas de la Sociología [3] es que se habla entonces del concepto de Tradición, en tanto trata al conocimiento como un producto esencialmente social, como parte de una cultura que se transmite de generación en generación, que se modifica activamente en respuesta a contingencias prácticas, centrado en la actividad colectiva, en procesos sociales que crean, evalúan y sustentan el conocimiento como una posesión compartida y debate con la epistemología tradicional que aún *"estima lo colectivo inferior a lo individual, lo convencional inferior a lo real, lo empírico inferior a lo racional"* (Barnes, 1994, p. 17) Según Barguero (2016)[4] la tradición es un conocimiento ligado a un "saber hacer", de habilidades que involucran no solamente al intelecto, sino también al cuerpo, y que se emplean de acuerdo al modo en que evalúan sus objetivos y las situaciones en las que han de actuar. Los supuestos o principios, no siempre explícitos, guían a los participantes en sus actividades y hacen posible el entendimiento mutuo y la realización coordinada de actividades. Participar en una tradición, desde la concepción de Barnes, resumió Capozzo (2017) consiste en desarrollar determinadas actividades y llevarlas a cabo de acuerdo al modo en que es considerado apropiado por la comunidad de pertenencia y se aplica tanto a la comunidad profesional como a la comunidad científica.

Sobre la Tradición Social

Entre los años 2018 y 2020 un grupo de terapistas ocupacionales [5] de la Universidad Nacional de San Martín (UNSAM) en el marco de la Investigación denominada "Configuración actual del objeto de estudio e intervención de Terapia Ocupacional en la formación universitaria argentina", realizaron una propuesta para mapear discursos y prácticas en la Terapia Ocupacional argentina partiendo de la revisión bibliográfica de publicaciones argentinas y latinoamericanas de los últimos años y del estudio de esquemas referenciales que se utilizan en las materias que introducen las bases epistémicas de TO, entre otros temas. A partir de reconocer la primacía de discursos desde la perspectiva anglosajona, tomaron el concepto de tradición y construyeron una propuesta de organización del conocimiento con fines didácticos según tres tradiciones: reduccionista, ocupacional y social. Enmarcaron las dos primeras en la Perspectiva Anglosajona y la tradición social dentro de la Perspectiva – en formación – desde el Sur.

Según refieren las autoras, eligieron el término "tradiciones" porque permite visibilizar los procesos materiales en los que se producen y reproducen los conocimientos y las prácticas y atento a lo planteado en el punto anterior supone considerar que el conocimiento es histórico y contextual, resultado de prácticas contextuadas que definen tanto los problemas como las respuestas posibles, las interpretaciones, los marcos teóricos y metodológicos así como también los supuestos sobre los que todos los anteriores son posibles (Nabergoi *et al.*, 2019). Para establecer un diálogo lógico entre las tradiciones (Reduccionista, Ocupacional y Social), definieron una serie de ejes teóricos, epistémicos y prácticos que operan como puentes[6], identifican conceptos típicos tales como colectivo, territorio, ciudadanía, sujeto de derecho, dimensión subjetiva, cotidianeidad (y otros señalados más adelante) y una guía de autores de referencia que en su conjunto conforman lo que denominaron Mapa de Tradiciones (Rossi *et al.*, 2019).

La celebración de Congresos así como el intercambio de información sobre conocimientos y.prácticas fue uno de los objetivos de la WFOT desde su creación (1952) y con este espíritu pocos años después (1959) fue inaugurada la Terapia Ocupacional Argentina. Desde mediados de los años 60 con el impulso de la única carrera de formación de TO en Argentina, ENTO

(Escuela Nacional de Terapia Ocupacional), se organizaron una serie de Jornadas Nacionales en los años 1966, 1967, 1969 (Monzón & Risiga, 2003).

Los Congresos de Terapia Ocupacional – nacionales y regionales – en Argentina así como en algunos países de Latinoamérica comenzaron a desarrollarse en el contexto de recuperación de la democracia luego de la dictadura cívico-militar, desde mediados de la década de los 80. Como bien señalaron las colegas entrerrianas, anfitrionas del IX Congreso Argentino los congresos son ámbitos en donde se comparten y se generan intercambios de saberes y experiencias en el ejercicio de una disciplina como la TO, tan heterogénea, diversa y con múltiples campos de inserción[7]. Son además la oportunidad para compartir realidades regionales, construir vínculos y reconocerse como colectivo, con una historia y un recorrido singular (Elias de Perez, 2014).

Los Congresos Argentinos de TO se realizaron desde el año 1985, en el que la Carrera de Terapia Ocupacional de la Universidad Nacional de La Rioja (UNLaR),[8] organizó el 1er Congreso Argentino. Se inauguró el 10 de Septiembre, se designó esa fecha como » Día Del Terapista Ocupacional » y cada cuatro años en ese mismo mes se realiza un evento similar, con sede en distintas provincias de Argentina (Buenos Aires: 1988, 1991, 2003 y 2011; Santa Fe 1995, La Rioja 1999, Entre Rios 2015 y Tucuman 2019). Los Congresos nacionales han sido además sede de varios Simposios Latinoamericanos (1988, 1991, 1995, 1999) y dos Congresos Latinoamericanos (Mar del Plata, 2007, Tucuman 2019). Cada Congreso fue organizado gracias al enorme trabajo de las asociaciones y colegios profesionales de cada ciudad anfitriona, que en muchos casos no sólo cumplieron la función científica (Comité Organizador y Científico) sino que asumieron la empresa de la organización global que estos encuentros requieren.(alquiler de salones, inscripciones, financiamiento general de recursos físicos y humanos, gestión de invitados, etc).

Metodología

La propuesta de este trabajo fue realizar una lectura y análisis de las presentaciones con el objetivo de identificar los indicios de la tradición social (TS) en las producciones argentinas presentadas en Congresos Nacionales y Latinoamericanos de TO realizados en Argentina.

El análisis expresa parcialmente la tendencia teórica metodológica de las producciones que se han hecho públicas en los Congresos, los encuentros sistemáticos más concurridos de la disciplina y que representan en parte la Terapia Ocupacional de 4 décadas.

El universo estuvo conformado por todos los trabajos argentinos presentados en los 10 (diez) Congresos Nacionales Argentinos de Terapia Ocupacional

(6 de ellos también latinoamericanos) realizados entre 1985 y 2019, que hasta la fecha son todos los Congresos realizados en el país. I Congreso Argentino de Terapia Ocupacional, La Rioja, 1985; II Congreso Argentino de Terapia Ocupacional y I Simposio Latinoamericano de Terapia Ocupacional. Buenos Aires, 1988; III Congreso de Terapia Ocupacional y II Simposio Latinoamericano de Terapia Ocupacional. Mar del Plata, 1991; IV Congreso Argentino de Terapia Ocupacional, III Simposio Latinoamericano de Terapia Ocupacional. Santa Fe, 1995; V Congreso Argentino de Terapia Ocupacional y V Simposio Latinoamericano de Terapia Ocupacional, La Rioja, Argentina, 1999; VI Congreso Argentino de Terapia Ocupacional, Buenos Aires, Argentina 2003; VII Congreso Argentino y Latinoamericano de Terapia Ocupacional, Mar del Plata, 2007; VIII Congreso Argentino de Terapia Ocupacional. La Plata, 2011; IX Congreso Argentino de Terapia Ocupacional Entre Ríos, Paraná, 2015; X Congreso Argentino y XIII Latinoamericano de Terapia Ocupacional.

La primera fuente utilizada en este trabajo fue el Índice de producción nacional realizado por la Asociación Argentina de Terapia Ocupacional (AATO, 2018) [9]que registra encuentros, jornadas, congresos y una parte de la producción bibliográfica del país (AATO, 2018). En la Biblioteca de la AATO se accedió a los trabajos correspondientes a los Congresos I, II y IV, en formato papel y a través de gestiones con Colegios y Asociaciones del país accedimos a los trabajos presentados por vía digital. A pesar de las gestiones ante los Colegios de Mar del Plata y Tucumán no fue posible acceder a los trabajos del III Congreso realizado en Mar del Plata en 1991) ni al X Congreso de Tucumán en 2019.

En ambos casos se utilizaron los Programas Científicos para señalar aquellas presentaciones cuyos títulos serían compatibles con los ejes de la tradición social (con el lenguaje de la época) y mencionar particularmente aquellas producciones que tuvieron continuidad en el tiempo (autoras y temas aparecen de manera frecuente en congresos posteriores o anteriores) y que en algunos casos fueron publicadas en años posteriores en revistas y libros. Se consultó a colegas de la disciplina que colaboraron para reconstruir esta memoria histórica tanto con recuerdos como con trabajos de la época. En algunos casos se contactó a autoras para verificar los contenidos. Asimismo se realizó una convocatoria pública a través de la redes para reunir trabajos del X Congreso. Se decidió señalar algunos eventos (paneles, presentación de libros, premios) de los Congresos de los años 80 por su carácter de inaugurales y pioneros en el tema que nos ocupa.

Finalmente, la muestra estuvo conformada por 509 trabajos argentinos presentados en congresos de TO nacionales y latinoamericanos en Argentina entre 1985 y 2019; y 102 títulos de trabajos presentados en el Congreso III y

X. Para delimitar los trabajos relacionados con la tradición social y conformar la muestra, se utilizó el Mapa de Tradiciones (Rossi, Nabergoi, Ortega, Venturini, & alt., 2019) en el que se identificaron:

    a)   los conceptos centrales que se inscriben en la tradición social (derechos humanos, ciudadanía, emancipación, empoderamiento, género, vulnerabilidad, encuentro, justicia ocupacional, decolonización, colectivo, capitalismo, dictadura, opresión, desigualdad-subjetividad, realización, territorio, cotidianeidad, deconstrucción-desnaturalización, otredad, lazo social, producción de sentido).

Luego de una segunda lectura incluimos otros conceptos que también aparecían con frecuencia: equidad/inequidad, participación comunitaria, intersectorial, compromiso sociopolítico, marginación, estructura social, inclusión/exclusión, desinstitucionalización, transformación social, neoliberalismo, justicia, apartheid ocupacional, patriarcado, trabajo en red, dignidad, educación sexual, riesgo social, sexualidad, problematización.

Se observó que en los trabajos analizados los conceptos centrales eran mencionados y/o desarrollados en torno a ciertos ejes temáticos, se construyeron ocho categorías temáticas de acuerdo con resonancias e insistencias halladas durante el análisis de los mismos. I) Rol de la Terapia Ocupacional desde una perspectiva crítica, histórica y social; II) Docencia, Formación e Investigación desde una perspectiva crítica y social, III) Infancia y Adolescencia en poblaciones vulnerables; IV) Sexualidad y género; V) Atención Primaria de la Salud y Rehabilitación Basada en la Comunidad; VI) Trabajo como medio de inclusión social: Emprendimientos Sociales en Salud y Rehabilitación Psicosocial, VII) Terapia Ocupacional y Catástrofes; y VIII) Otros.

    b)   las nociones referenciadas de algunos los ejes teóricos epistémicos prácticos para identificar

- Corriente Filosófica (Paradigma Positivista o Materialista Dialéctico, Histórico)
- Rol de T.O (Rol profesional que define el Problema o el problema lo define la persona, el colectivos, la comunidad)
- Idea de ser humano (persona enferma-pasiva; disfuncional o sujeto de derechos, actuante)
- Idea de Actividad (Objeto instrumental, ocupación con sentido o como actividad, creación y transformación) y

    c)   los autores/as de referencia que colaboran en la construcción de una y otra tradición.

Para identificar los títulos utilizamos 1) palabras claves compatibles con los conceptos de equidad/inequidad, participación comunitaria, intersectorial, compromiso sociopolítico, marginación, estructura social, inclusión/exclusión, desinstitucionalización, transformación social, neoliberalismo, justicia, apartheid ocupacional, patriarcado, trabajo en red, dignidad, educación sexual, riesgo social, sexualidad, problematización , 2) realizamos una convocatoria pública de trabajos en el caso del X Congreso (2019) y 3) contactos personales con autores del III Congreso (1993). Al realizar el análisis de los 509 trabajos presentados y los 102 títulos la muestra quedó conformada por 157 trabajos y 53 títulos.

Resultados

A partir de la metodología señalada se obtuvo una muestra de 157 trabajos y 53 títulos correspondientes con la tradición social.

Tabla 1 – Año de presentación de los trabajos identificados como correspondientes a una tradición social y correspondientes a otras tradiciones presentados en los Congresos Argentinos de Terapia Ocupacional entre 1988 y 2015. (N=157)

N° DE CONGRESO	I 1985	II 1988	III 1991	IV 1995	V 1999	VI 2003	VII 2007	VIII 2011	IX 2015	X 2019	TOTAL
Tradición social	4	2	-	4	18	22	30	35	42	-	157
Otras tradiciones	29	44	-	43	30	24	35	24	123	-	352
Total trabajos	33	46	-	47	48	46	65	59	165		509

Tabla 2 –Trabajos correspondientes a una tradición social presentados en los Congresos Argentinos de TO entre 1995 y 2015 (N=157)

	TOTAL DE TRABAJOS POR CONGRESO					
	TRADICIÓN					
Congresos	social	%	otras tradiciones	%	total	total
CONGRESO I-1985	4	12,1%	29	87,9%	33	100.00%
CONGRESO II-1988	2	4,3%	44	95,7%	46	100.00%
CONGRESO III-1991	-		-	-		100.00%
CONGRESO IV-1995	4	8,5%	43	91,5%	47	100.00%
CONGRESO V-1999	18	37,5%	30	62,5%	48	100.00%
CONGRESO VI-2003	22	47,8%	24	52,2%	46	100.00%
CONGRESO VII-2007	30	46,2%	35	53,8%	65	100.00%
CONGRESO VIII-	35	59,3%	24	40,7%	59	100.00%

Observamos que la presentación de trabajos en general va aumentando cada año. En la década de los años 80 el porcentaje de trabajos TS era pequeño, se trataban de Experiencias territoriales pioneras de la RBC en Argentina. (La Rioja, Rio Negro) En 1985 se presentan 4 trabajos conforme a TS más el Panel de Apertura 10» Rehabilitación en zonas Rurales en la Pcia. de La Rioja» en el que participan Guzman, Canulli, Romero Micosi y Olivera.

Durante el II Congreso (1988) aparecen solo dos, uno de ellos es "COMALLO: una posiblidad para los discapacitados de las zonas rurales" de Graciela Lopez, que presenta el Programa de Rehabilitación con base comunitaria para la atención de discapacitados en Provincia de Rio Negro (Patagonia) resulta premiado como mejor trabajo. Este Congreso resulta uno de los primeros encuentros de la región con colegas brasileños, Dias Barros, Nicacio, Correa Oliver y Elizabeth Mangia presentan: "Juqueri – uma transformação possível?" sobre el intento de reforma del hospital psiquiátrico manicomial y serán los primeros pasos de una larga trayectoria en el campo de la construcción de los derechos de las personas con sufrimiento mental y lo que posteriormente se dio en llamar Terapia Ocupacional Social. Durante este encuentro se presenta la primera publicación Argentina» Terapia ocupacional en Salud Mental. En el país se cursaba la carrera en 4 centros académicos, tres universitarios.

A fines de la década siguiente (1999) casi el 40 % de las presentaciones tratan sobre temáticas TS. El número de t.o en el país era 872, concentrados en la Pcia de Buenos Aires, Santa Fé y La Rioja. (Materia Prima, 1996) En el país se cursaba en 5 centros académicos, 4 universitarios. En la primera década del siglo XXI, (2003; 2007) se mantienen casi el 50% de las presentaciones hacia la TS . En 2011 VIII Congreso Argentino (al año siguiente de la realización del 15º Congreso Mundial de la WFOT en Chile) la presentación de trabajos llega a casi el 60% de los trabajos totales presentados. En ese encuentro la AATO organiza la Primera edición del Premio AATO Liliana Canulli. En el Congreso siguiente (2015) el número de trabajos totales se triplica en relación a Congresos anteriores y los trabajos TS disminuyen en su proporción

Tabla 3 – Trabajo según títulos, presentados en los Congresos Argentinos III (1991) y X de TO. (2019)

Nº de Congresos	Tradición Social		Otras Tradiciones		total	total
1991. CONGRESO III	4	13,3%	26	86,7%	30	100%
2019 CONGRESO X	49	48,0%	53	52,0%	102	100%

Al inicio de la década de los años 90, 1991(Mar del Plata) del Programa Científico se desprende que se presentaron unos 30 trabajos libres de los cuales un 13,3 % podrían considerarse como TS. Identificamos varios de ellos ya que las experiencias continuaron a lo largo de los años y algunos fueron publicados en distintos medios. Se presentan dos publicaciones: Terapia Ocupacional: Del Hecho al Dicho. (Paganizzi & ot, 1991) y Terapia Ocupacional. El camino del hacer (Colto, 1991).

Al terminar la década de los 2000 , 2019 (Tucuman) se realiza el X Congreso Argentino de Terapia Ocupacional y XIII Congreso Latinoamericano de Terapia Ocupacional bajo el lema Conviviendo en la diversidad construyendo justicia ocupacional desde la perspectiva Latinoamericana. Se realizaron 102 presentaciones argentinas (Conferencias , Paneles , tabajos libres y posters) de los cuales el 48 % son compatibles con la TS: En ese año se calculaban unos 12.000 terapistas ocupacionales y se cursaba la Licenciatura T.O en 19 universidades, en 24 ciudades del territorio argentino.

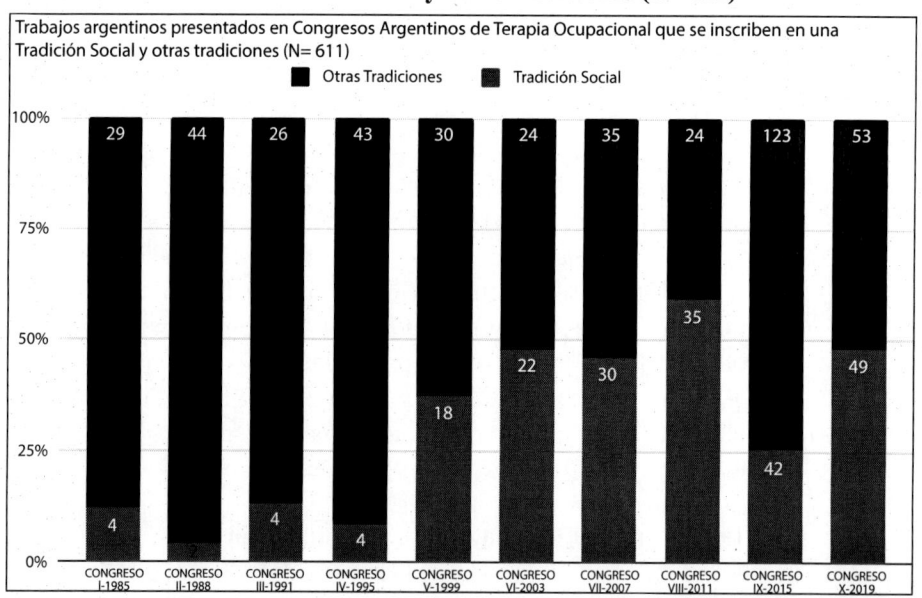

Gráfico 1 – Trabajos argentinos presentados en Congresos Argentinos de Terapia Ocupacional que se inscriben en una Tradición Social y otras tradiciones (N= 611)

En el gráfico 1 presentamos la progresión de los trabajos analizados a partir de los títulos (Congreso III y X), y a los que fueron analizados a partir de su contenido (I, II, IV, V,VI,VII,VIII,IX). Señalamos la presencia incipiente desde el I Congreso (La Rioja , 1985) y 14 años el incremento al 50% de todos los trabajos presentados (V Congreso, La Rioja, Argentina, 1999). Este incremento se mantiene años posteriores (22, 30, 35;42 y 49).

Gráfico 2 – Áreas de la disciplina a la que hacen referencia los trabajos argentinos presentados en Congresos Nacionales Argentinos de Terapia Ocupacional entre 1988-2015 que se inscriben en una tradición social (N=157)

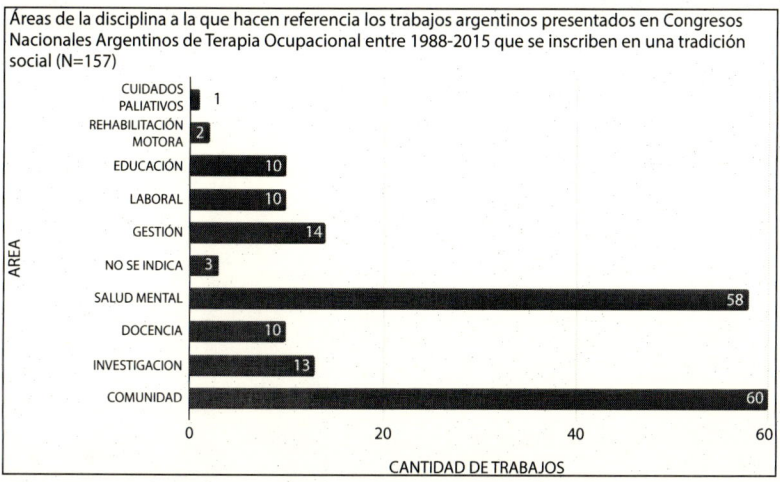

Las áreas principales a las que hacen referencia los trabajos analizados son: Comunidad y Salud Mental. Parte del salto de trabajos compatibles con TS que observamos en la tabla 2, de 1995 (menos del 10%) a 1999 (37%) se debe al Área de Salud Mental [20], rol del To desde una perspectiva crítica y la aparición de trabajos ligados a las infancias. Otras de las áreas de la disciplina a la que varios trabajos hicieron referencia es el de Gestión que incluye experiencias de terapistas ocupacionales que participaron en la elaboración de políticas públicas.

Gráfico 3 – Áreas de la disciplina identificadas en los títulos de los trabajos presentados en los Congresos Argentinos III y X de TO (N=53)

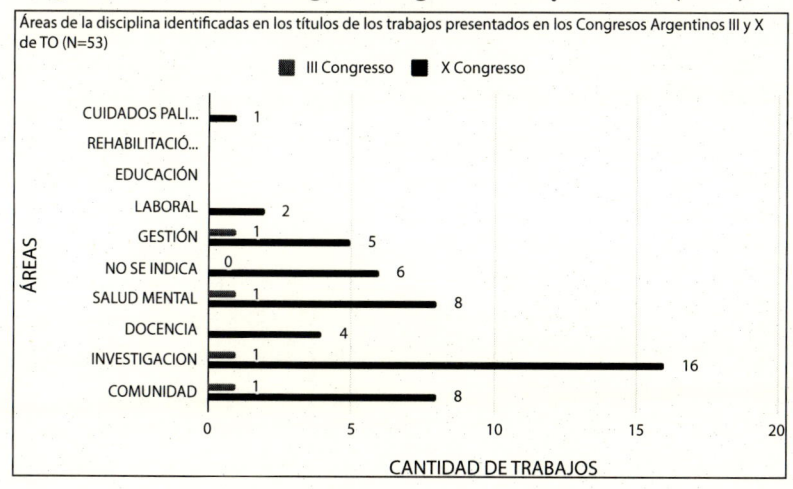

Las inferencias que podemos realizar al analizar los títulos – con las limitaciones que conllevan – nos permite visibilizar la presencia y evolución de los indicios de la TS entre 1991 y 2019 en 4 Áreas que se mantienen a lo largo del tiempo: Investigación, Salud Mental, Comunidad y Gestión.

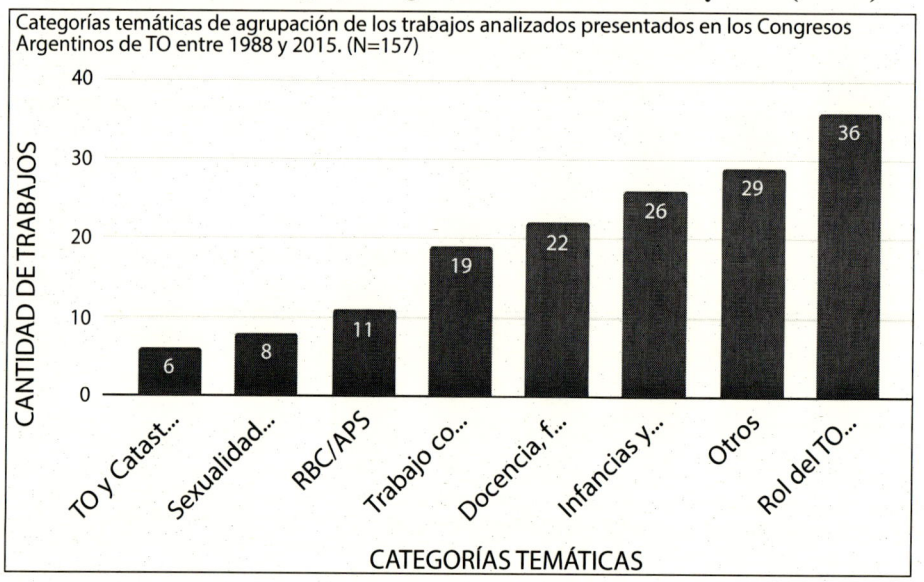

Gráfico 4 – Categorías temáticas de agrupación de los trabajos analizados presentados en los Congresos Argentinos de TO entre 1988 y 2015. (N=157)

Según lo mencionado anteriormente, se realizaron categorías temáticas a posteriori, de manera inductiva, para agrupar los trabajos analizados teniendo en cuenta resonancias emergentes del propio contenido.

Se realizó una descripción y análisis de los trabajos en función de estas categorías y de los conceptos centrales mencionados o desarrollados en torno a las mismas

El mayor porcentaje de trabajos de Tradición social corresponde a la categoría Rol del TO desde una perspectiva crítica, histórica y social, que construimos a partir del eje Rol del Terapeuta desarrollado por el Mapa de Tradiciones [21].

Se identifica una primera presentación en 1985 con la discusión Acerca de Ley de Ejercicio Profesional presentada por la TO Graciela Bacigalupo y Col de la Asociación Marplatense de T.O (AMTO) pero emerge particularmente a partir del VI Congreso, año 2003. Ese año se instala la premiación Mejor trabajo de Investigación, lo obtiene "Terapia Ocupacional". Rol en el seguimiento del desarrollo infantil de niños de familias pobres" de Vega; Campisi; Rosenberg y Porro.

El trabajo "El derecho a tener derechos. Presentación inicial de una serie de materiales con aplicaciones didácticas" de Demiryi. (Movimiento Ecuménico por los Derechos Humanos. Santa Fe. Universidad Nacional del Litoral. Santa Fe) resulta premiado como Mejor Trabajo Libre.

En la mayoría de los trabajos, se hace referencia a la crisis atravesada por el país a partir del año 2001. Esta categoría agrupa trabajos que en general, problematizan y hacen foco sobre el rol que históricamente ocupó Terapia Ocupacional y la función social que ocupa en la actualidad en un contexto político y social adverso. Comienzan a aparecer con mayor frecuencia y fuerza los conceptos como Derechos Humanos, ciudadanía, exclusión, justicia y colectivo. Esta Categoría continúa presente en años subsiguientes ligados básicamente al área de Salud Mental y particularmente desde el VIII Congreso (2011) con conceptualizaciones propias de las miradas críticas y la Terapia Ocupacional Social.

De los 157 trabajos analizados, 26 fueron incluidos en la categoría categoría Infancia y Adolescencia en situación de vulnerabilidad. Emergen particularmente a partir de 1999 (V Congreso-La Rioja)y la mayoría de los trabajos tratan de experiencias con niños, niñas, jóvenes y sus familias, cuya situación social es de pobreza estructural y desempleo y se vinculan las acciones con las normativas legales vigente sobre infancias y adolescencias. Algunos de los conceptos que se mencionan en los trabajos son: Derechos humanos, vulnerabilidad, problematización, desnaturalizar/naturalizar, exclusión/inclusión, justicia ocupacional y apartheid ocupacional, riesgo, colectivo, encuentro, emancipación, empoderamiento, transformación social, intersectorial, trabajo en red, ciudadanía.

Si bien aparecen trabajos correspondientes a la categoría Docencia y formación en 1999, es a partir del 2007 (VII Congreso, Mar del Plata) que esta categoría adquiere especial relevancia. En general relatan experiencias de formación académica e insisten en la importancia de que los estudiantes sean sujetos activos y participen en el proceso de aprendizaje, no solo como reproductores de conocimiento sino también como productores del mismo.

La mayoría los trabajos corresponden a experiencias y reflexiones llevadas a cabo las Áreas de Extensión o Prácticas Profesionales de Universidades Públicas. (Nacional de Mar del Plata (UNMdP), Universidad Nacional de Quilmes (UNQUI), Universidad de Buenos Aires (UBA), Universidad Nacional del Litoral (UNL) y Universidad Nacional de San Martín (UNSAM). Los trabajos identificados en la categoría Sexualidad y género aparecen desde el Área de Salud Mental en 2003, con el trabajo "Grupo de padres: Dale, vamos a jugar? de Alves y Rogriguez. Las autoras relatan experiencias realizadas desde el año 2000 con madres de niños en tratamiento [22] desde una perspectiva de género.

En el IX Congreso (Entre Rios, 2015) se organiza una mesa temática "Participación ocupacional de la mujer" y se inaugura el formato Rondas con "Conversaciones sobre Terapia Ocupacional en clave de género. "Coordinación: Spampinato y Testa.

Algunos de los conceptos mencionados en la ponencias son: derechos humanos, género, colectivo, deconstrucción, desigualdad, sexualidad, educación sexual, patriarcado y red de sostén.

Gráfico 5 – Categorías temáticas de agrupación de los títulos analizados presentados en los Congresos Argentinos III y X de TO (N=52)

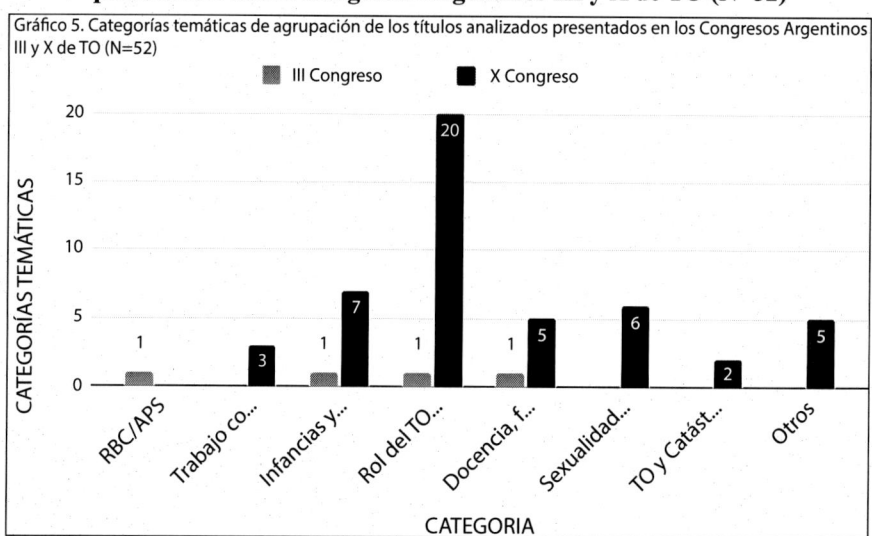

El Primer trabajo en la categoría Rol del TO desde una perspectiva crítica, histórica y social lo encontramos en 1991 (III Congreso, Mar del Plata) " Incluirnos Investigando y analizando la demanda "Capozzo, Daneri y Gómez Mengelberg que trata sobre el rol del T.O dentro del sistema de " un hospital monovalente totalitario y custodial " según los conceptos de la Psiquiatría Comunitaria en que el universo a investigar son los Psiquiatras y Psicólogos como derivadores al reciente Servicio de T.O: [23] En el X Congreso (2019) el 40% de los trabajos compatibles con la Tradición Social corresponden a esta categoría.

En 2019 Sexualidad y Género representa el 10% de los trabajos presentados al igual que las temáticas ligadas a Infancias y Adolescencias.

En síntesis

Los indicios de la Tradición Social se manifiestan desde el Campo profesional, impulsados por el contexto del Sector Público de la Salud (Década de los años 80), luego desde Área de Salud Mental, desde los hospitales públicos, psiquiátricos, monovalentes (Década de los años 90)

La población objetivo se encuentra inicialmente ligada al campo de la Discapacidad (motora, sensorial) que inaugura el Área Comunidad y produce un impacto en la Universidades, dando lugar a las primeras Cátedras sobre Comunidad. (Universidad Nacional de La Rioja; Universidad Nacional de San Martín, Ex Escuela Nacional de T.O).

Desde el Área de Salud Mental con población de adultos por un lado y Jóvenes y niños por otro trata de experiencias críticas del rol de T.O, algunas de ellas sustentadas en los procesos de Desmanicomialización y Rehabilitación Psicosocial (Latinoamericana y europea básicamente) y otras en la Declaraciones de Derechos (del Niño, de las personas con sufrimiento psíquico) que muestra una ampliación en la construcción de saberes con fundamentos teóricos y metodológicos que orientan la función del TO hacia una articulación comunitaria y social posible. Se corresponden a las categorías Rol de la Terapia Ocupacional desde una perspectiva crítica, histórica y social e Infancia y Adolescencia en poblaciones vulnerables.

Los motores que impulsan estos desarrollos parecen ser los contextos hospitalarios y la situación social de población en situación de vulnerabilidad, agravadas por crisis políticas puntuales (2001) Preceden la emergencia manifestada en el X Congreso Mundial (Chile, 2010) que sin duda impulsa la visibilización de esta Perspectiva del Sur, que aun no tenia nombre.

El ámbito academico universitario está presente en estos desarrollos desde las experiencias del campo de la Investigación y Extensión involucrados en el contexto comunitario y social.

Efectivamente el Mapa de Tradiciones de Terapia Ocupacional surge de un proyecto de Investigación ligado a la Cátedras de Metodología de la Investigación y Teoría de Terapia Ocupacional l (UNSAM 2019-2020), la inclusión de este material en estas materias ha dado la oportunidad a los estudiantes de conocer recorridos y autores nacionales que se ignoran y no aparecen en general en las currículas de las materias, según ya demostraba el estudio de Bianchi y Malfitano (2017). De la lectura de este material surge la enorme riqueza de las producciones nacionales, sentimos la deuda de compartir los contenidos de los trabajos y sus autoras, animamos a colegas, docentes y estudiantes a capitalizar estos desarrollos que nacen a la luz de los contextos argentinos enriquecidos con las múltiples publicaciones regionales.

Alentamos la suposición que conceptos claves como derechos humanos, ciudadanía, emancipación, realización, territorio, cotidianeidad, lazo social y otros atraviesan las las distintas áreas de la Terapia Ocupacional, hasta ahora casi exclusivamente ligadas al campo de Salud Mental y la denominada Comunidad. Suponemos que existen las Prácticas, esperamos los trabajos.

Comentarios y reflexiones

En principio reconocemos este universo de producción (de trabajos y presentaciones) como una parte del desarrollo de la Terapia Ocupacional Argentina que suma a otras actividades de diferentes categorías (Jornadas, Cursos, Encuentros Regionales, Publicaciones u otras producciones colectivas e individuales).

Nos centramos en los Congresos como los encuentros sistemáticos, de mayor difusión, organizados por Asociaciones o Colegios de distintas partes del país con la riqueza de Comités Científicos con carácter federal y señalamos particularmente los trabajos inaugurales.

Recopilar, analizar e interpretar algunos de los datos obtenidos en el universo de los trabajos argentinos presentados en Congresos Nacionales y Latinoamericanos a lo largo de los años a la luz de un concepto nuevo como lo es el de Tradición Social es una empresa compleja y fascinante, que permanece abierta y sujeta a múltiples interpretaciones. Sólo compartimos algunas y la accesibilidad actual al material de consulta quizás dé lugar a futuras investigaciones.

Finalmente, este artículo es el resultado de un trabajo colectivo entrelazado por dos generaciones diferentes de TO, quienes recientemente comenzamos nuestro recorrido en la disciplina y, por otro lado, quien lleva una larga trayectoria en ella. Este trabajo intergeneracional nos permitió reinterpretar y enriquecer el análisis de los Congresos, a la luz de la experiencia de quien participó activamente en ellos.

Escribir, hacer circular las prácticas, experiencias y saberes, sin duda forma parte del hacer de la Terapia Ocupacional. Esperamos que este sea un aporte a las actividades que promueven a la circulación y visibilización de los saberes que se fueron construyendo y reconstruyendo a lo largo de los años, en diversos puntos de nuestro país, contando con la participación de terapistas, estudiantes y comunidades con miradas y enfoques diversos, contribuyendo así a la disciplina en general y a TO en relación a una tradición social en particular.

Agradecimientos:

A Elisabeth Gomez Mengelberg por su comentarios y orientaciones.

A las numerosas colegas que nos apoyaron respondiendo consultas y enviando sus trabajos.

REFERENCIAS

Asociación Argentina de Terapistas Ocupacionales (2018). Índice de producción nacional de Terapia Ocupacional. Asociación Argentina de Terapistas Ocupacionales. https://www.terapia-ocupacional.org.ar/indice-de-produccion-nacional-de-terapia-ocupacion al/

Bargero, M. (2016). Pensar la noción de 'tradición' desde una perspectiva wittgensteiniana.

Revista Internacional de Sociología, *74*(1), 2-23. https://doi.org/10.3989/ris.2016.74.1.023

Barnes, B. (1993). Cómo hacer sociología del conocimiento. Política y Sociedad. Revista de la Unidad Complutense de Madrid, *14*(9), p. 9-19.

Becerra, M. S., Macías, M., Ibarra, V., (2020). Tradición social en la producción de conocimiento de Terapia Ocupacional en Argentina entre 1988-2015. Revisión bibliográfica de trabajos argentinos presentados por terapistas ocupacionales argentinos/as en congresos nacionales de Terapia Ocupacional [Tesis de grado, Universidad Nacional de San Martín].

Bianchi, P y Malfitano, A. (2017). Formación en Terapia Ocupacional en América Latina:

¿avanzamos hacia la cuestión social? World Federation of Occupational Therapists Bulletin *73*(13), 1-9.

Capozzo, M. (25-27 de septiembre de 2019). Tradición en las prácticas de Terapia Ocupacional. X Congreso Argentino de Terapia Ocupacional y XIII Congreso Latinoamericano de Terapia Ocupacional, Tucumán, Argentina.

Da Rocha Medeiros, M. H. (2008). Terapia Ocupacional: un enfoque epistemológico y social. Universidad Nacional del Litoral.

Elías de Pérez, (2014) Dictamen. Orden del día N° 578,Congreso Nacional Cámara de Senadores Sesiones Ordinarias 2014.(S-2909/14) congreso nacional - Senado de la Nación Argentina. https://www.senado.gob.ar

Federación Mundial de Terapeutas Ocupacionales (2004). Documento de posicionamiento sobre Rehabilitación Basada en la Comunidad [Archivo

PDF]. htttps://www.apeto.com/assets/posicionamiento-rehabilitaci%C3%B-3n-basada-en-la-comuni dad.pdf

Galheigo, S. (2012). Perspectiva crítica y compleja de Terapia Ocupacional: actividad, cotidiano, diversidad, justicia social y compromiso ético-político. *TOG (A Coruña), 9*(5), 176-189.

García Ruiz, S. (2016). Terapeuta ocupacional: sujeto político. *Revista Ocupación Humana de Colombia, 16*(1), 84-90.

Guajardo Córdoba, A. (2012) Enfoque y praxis en Terapia ocupacional. Reflexiones desde una perspectiva de la Terapia ocupacional crítica. *TOG (A.Coruña), 9*(5), 18- 325.

Kronenberg, F., Simó Algado, S., Pollard, N. (2007). *Terapia Ocupacional sin Fronteras: aprendiendo del espíritu de sobrevivientes*. Editorial Médica Panamericana.

Monzón, A; Risiga, M. (2003) Espacio de reconstrucción de la memoria colectiva. *Boletines AATO*, pp. 21-25.

Moruno Miralles, P. (2017). *Principios conceptuales de la Terapia Ocupacional*. Editorial Síntesis.

Nabergoi, M., Rossi, L., Albino, A. F., Ortega, M. S., Venturini, Y. D., Itovich, F., Medina, L. N., López, M. L. & Presa, J. (2019). Tradiciones en Terapia Ocupacional. Una propuesta para mapear discursos y prácticas a 60 años de Terapia Ocupacional en Argentina. *Revista Argentina de Terapia Ocupacional, 5*(2), 12-24.

Paganizzi, L. (2014). Sobre la emergencia de los fundamentos sociales: notas sobre las prácticas comunitarias en Argentina entre 1980-2010 en V. Dos Santos (Ed.), Cuestiones contemporáneas de la terapia ocupacional en América del sur (1. ed., pp.123-135.). Editora CRV Curitiba.

Paganizzi, L. (2015) *Sobre la emergencia de los fundamentos sociales de nuestra profesión: producciones argentinas de los años '80 en N. Yujnovsky e I. Arrieta, El encuentro con el otro transforma escenarios* (1. ed., pp. 224-228). Editorial Fundación La Hendija.

Revista Materia Prima (1996) Editorial. MAPA; *Concentracion demográfica de Terapista Ocupacionales en la República Argentina, 1*(1), 19.

Rossi, L., Nabergoi, M., Ortega, M. S., Venturini, Y. D., Medina, L. N., Albino, A. F., Itovich, F., Lopez, M. L., & Pressa, J. (2019) Mapa de Tradiciones de Terapia Ocupacional con ejes teórico-epistémicos-prácticos. *Revista Argentina de Terapia Ocupacional*, *5*(2), 25-27.

WFOT. CONGRESS 2010. *Informe Día de la Educación. Sistematización del día de la Educación.* 03 de mayo de 2010. Santiago, Chile. Elab por: Oyarzún, E; Acevedo, C. Olivares, Pala Cios, M.; Méndez, p. 140. No prelo. Comité Día de la Educación. www.wfot2010.com

CAPÍTULO 2

A TERAPIA OCUPACIONAL DE UM BRASIL DEMOCRÁTICO E LIVRE

Vagner Dos Santos
Waldez Cavalcante Bezerra
Aline Godoy
Ellen Terra

O Brasil é normalmente apresentado como um país de dimensões continentais, rico em seus ecossistemas e natureza, diversidade racial e cultural. Essas representações são comuns acerca do maior e mais populoso país da América do Sul, e mundialmente o quinto em extensão e o sexto em população. Sua extensão abriga grandes ecossistemas como a floresta amazônica, mata atlântica, cerrado, pampa e caatinga. Estes ecossistemas hospedam uma diversidade enorme de seres, diversas formas de viver e se relacionar com a natureza (Resende & Santos, 2020). No entanto, tais representações podem negligenciar o fato de que a constituição da sociedade atual é resultado do processo dinâmico de opressão dos povos negros e indígenas, destruição e despersonalização da natureza, instabilidade econômica e política, além de buscas identitárias e tensões sociais, econômicas e culturais (Krenak, 2019; Schwarcz & Starling, 2015).

Nesse sentido, este capítulo apresenta reflexões sobre aspectos do Brasil e da profissão terapia ocupacional em nosso país. Argumentamos sobre uma tradição peculiar e comprometida com a produção de uma consciência coletiva, que permeia e permite à profissão contribuir não só para a melhoria de experiências subjetivas e objetivas de pessoas e grupos, mas também na construção e defesa de um país democrático e livre.

Pensar sobre a terapia ocupacional brasileira requer, inicialmente, pensar sobre o que conhecemos, concebemos e construímos como Brasil. Jessé de Souza (2019), refletindo sobre como entendemos o Brasil, nos convida a identificar falácias ideológicas que normalmente permeiam o imaginário coletivo. O sociólogo indica que o "culturalismo racista e liberal conservador é a única teoria explicativa abrangente e totalizadora que o Brasil possui e que, antes de meu próprio trabalho crítico, jamais havia sido efetivamente criticada nos seus pressupostos fundamentais" (p. 35). Assim, buscaremos explorar como a profissão no Brasil, embora também esteja submetida à ideologia capitalista e reproduza seus mecanismos de opressão, ao mesmo tempo produz resistências e alternativas potencialmente revolucionárias ao compartilhar elementos de uma consciência democrática e libertária (também podemos dizer emancipatória, radical, crítica) por meio da intervenção técnico-política para evitar e até mesmo desfazer e opor-se a explicações culturalistas do Brasil.

Da mesma forma, não é possível entender a profissão terapia ocupacional, incluindo seus desafios, sem entender que vivemos em um país marcado pela desigualdade de gênero, racial e econômica, que consequentemente produz corpos com ou sem deficiências, mas violentados e com limitadas possibilidades de permear pelas instituições privadas e públicas do cotidiano da vida em sociedade.

Segundo o IBGE (2020), mais da metade da população brasileira (54%) é de pretos ou pardos, sendo que a cada dez pessoas, três são mulheres negras. A população negra, desde a diáspora, segue vivenciando um contexto discrepante de vulnerabilização. A começar pelas diversas formas de violências domésticas e comunitárias. Entre os resultados nítidos deste processo está a reduzida expectativa de vida de pessoas negras em comparação com a população branca, diferença que pode chegar até 22 anos, como ocorre na região de Queimados no Rio de Janeiro (G1, 2021). Podemos notar nas dinâmicas sociais outros indicadores de diferença, na verdade injustiças raciais, como a mortalidade por violência policial (Alves, 2014; Leon Spensy, 2020) e os baixos rendimentos (IBGE, 2019). A desigualdade racial é observada nos contornos urbanos e rurais: por exemplo, mais de 12 milhões de brasileiros vivem em localidades periféricas, sendo a maioria de negras e negros, que não têm acesso adequado à saúde, água, saneamento básico, entre outros recursos e serviços para atender às suas necessidades humanas. A baixa renda e miserabilidade só reforçam a diferença salarial no Brasil demarcada pela questão racial e de gênero (IBGE, 2019). Essas realidades e desafios podem ser observados em trabalhos de terapeutas ocupacionais nos quais, também, evidenciam-se as diferenças em oportunidades de trabalho entre as diversas regiões do país (Santos *et al.*, 2019), aspecto que permite entendermos os movimentos migratórios internos, entender a realidade de brasileiros em movimentos forçados e impulsionados por circunstâncias pessoais, sociais, econômicas entre outras.

O sociólogo Jessé de Souza indica que o Brasil se sustenta na desigualdade e no racismo, ele afirma que 'a exploração da *ralé brasileira* pela classe média para poupar tempo de tarefas domésticas, sujas e pesadas, permite utilizar o tempo "roubado" a preço vil dessa classe em atividades mais produtivas e mais bem remuneradas' (Souza, 2017). Aqui, o autor oferece um argumento que explica os dados epidemiológicos e socioeconômicos acima apresentados e também a desigualdade cotidiana, ou melhor, uma cotidianidade desigual.

Essa mesma crítica aparece na arte. Por exemplo, na música 'A Carne' de Marcelo Yuka, Seu Jorge e Ulisses Cappelletti (1998), que indica a desigualdade racial e sua estreita relação com o mercado capitalista e produção de subjetividade e controle:

> [...] A carne mais barata do mercado é a carne negra
> Que vai de graça pro presídio
> E para debaixo do plástico
> Que vai de graça pro subemprego
> E pros hospitais psiquiátricos [...]

Assim, para entendermos a terapia ocupacional situada neste contexto necessita-se pensar sobre a cotidianidade desigual do Brasil, antes das definições e símbolos profissionais. Cotidianidade marcada, notadamente, como já apontamos, pela dinâmica de opressão dos povos negros e indígenas, pela destruição e despersonalização da natureza, pela instabilidade econômica e política, e pelas buscas indenitárias e tensões sociais, econômicas e culturais (Krenak, 2019; Schwarcz & Starling, 2015). Esse convite à reflexividade, ou para a ativação de uma consciência, não é um argumento novo neste capítulo, mas representa uma tradição construída entre profissionais e que molda a profissão até hoje no sentido de ampliar a consciência coletiva entre profissionais, ou seja, reconhecer a necessidade de um alinhamento do projeto profissional com projetos societários, especificamente, para um projeto de um país democrático e livre.

Assim, entendemos que os cotidianos das classes e grupos sociais só podem ser adequadamente percebidos, portanto, como um fenômeno, antes de tudo, histórico, sociocultural e econômico, não determinado pela dimensão biológica dos sujeitos.

Os campos de atuação da terapia ocupacional brasileira e seus dispositivos

Considerando as particularidades históricas, socioculturais e econômicas brasileiras, os terapeutas ocupacionais no país foram (e são) confrontados há décadas com as implicações destas desigualdades nos cotidianos de pessoas, grupos e populações com as quais trabalha, sendo impelidos a refletir e atuar com responsabilidade técnica, ética e política no campo da saúde, principalmente em relação ao Sistema Único de Saúde, mas também em outros âmbitos. Assim, no Brasil, a terapia ocupacional contemporânea tem sido definida e reconhecida como uma profissão dos campos da saúde (Silva *et al.*, 2021), da educação (Pereira *et al.*, 2021), da cultura (Dorneles & Lopes, 2020) e do social (Malfitano, 2016).

Esses campos, e os respectivos usos de recursos e tecnologias de intervenção, caracterizam a atuação profissional para facilitar e promover a participação social de sujeitos individuais e coletivos que, por alguma problemática seja de ordem física, mental, afetiva, econômica, social e cultural, estejam encontrando barreiras para participar ativamente da vida em sociedade. Esses campos manifestam um processo de desenvolvimento histórico da profissão desde os anos 1980 (Galheigo, 2016), atrelado ao desenvolvimento do movimento democrático de luta pelas políticas públicas, sobretudo as de corte social, no país. No Brasil, a profissão encontrou, e ainda encontra, nas políticas públicas, e no projeto democrático, a sua principal mediação de inserção no mercado de trabalho e atuação para o enfrentamento das desigualdades.

Este processo se adensou após o ano de 1988 quando da aprovação da atual Constituição Federal, também conhecida como Constituição Cidadã. Houve desde então uma ampliação dos direitos sociais da população em diferentes setores e o reconhecimento do dever do Estado na oferta de políticas e serviços que dessem materialidade a tais direitos no cotidiano da população. Nesse sentido, terapeutas ocupacionais tiveram seu mercado de trabalho ampliado, via alargamento das ações estatais, garantindo a sua inserção nas mais diversas políticas, serviços, projetos e programas nos setores da saúde, educação, assistência social, cultura, sociojurídico, dentre outros (Bezerra & Trindade, 2013). Essas conquistas, no entanto, são colocadas em risco toda vez que a administração pública rompe com o compromisso de ampliar e defender as políticas sociais, as instituições democráticas, a liberdade de expressão, as políticas antirracistas, a justiça social, a diversidade cultural, nas suas formas de enfrentar as desigualdades socioeconômicas existentes.

Junto aos campos e contextos de atuação e da sua estreita relação com o Estado, é necessário, ainda, ressaltar que a expansão atual do mercado de trabalho da terapia ocupacional no Brasil ocorre, contraditoriamente, em meio à implementação e avanço do modelo neoliberal de gestão estatal, que tende a moldar as instituições e práticas profissionais, atravessando a prática em terapia ocupacional principalmente nos últimos anos (Bezerra, 2011), atrelando financiamento, bem como legitimidade técnica, a parâmetros pouco alinhados a uma perspectiva de transformação social e afastando o protagonismo real da classe trabalhadora na condução dos elementos da reprodução social.

Desse modo, em um país desigual e de grande extensão territorial como o Brasil, a terapia ocupacional também se mostra diversa em termos de possibilidades de ação, de referenciais teóricos e metodológicos. A profissão assume múltiplas perspectivas que se conectam com as particularidades dos setores de políticas sociais, do mercado privado, e dos grupos populacionais com os quais terapeutas ocupacionais trabalham no cenário nacional. Tais características, se por um lado revelam os avanços da profissão no país, por outro também impõem uma série de desafios.

Entre os avanços peculiares, argumentamos que a prática em terapia ocupacional no Brasil é criativa e profundamente conectada com a materialidade do cotidiano. Dada a conexão com as políticas sociais, os trabalhadores lidam diariamente com as (im)possibilidades e contextos específicos, (in)esperados e cheios de dinamismo. Assim, observamos que os terapeutas ocupacionais brasileiros são inventivos e conectados com a materialidade, criando soluções e respostas a cada nova situação, naquilo que chamam de "atuação nas brechas" como indica Godoy-Vieira (2021). Essa noção de atuar nas brechas reflete, por um lado, uma artesania notável que se desenvolve em um tipo de jogo-dança-luta. Uma "capoeiragem", em outras palavras, resistência sutil e efetiva, na relação com protocolos, modelos, instituições e com as vidas cotidianas da população com quem esses trabalhadores se conectam .

Diferentemente da terapia ocupacional no contexto anglo-saxão, ou seja, dos modelos dominantes nos Estados Unidos da América, Canadá e Austrália, a terapia ocupacional brasileira ainda visa analisar e intervir no cotidiano, nas cotidianidades, na possibilidade de participação baseada em um projeto de democracia e assim manifesta em suas práticas um convite perene a um olhar e um compromisso com algo que extrapola o distanciamento e a pretensa neutralidade positivistas da técnica (de uma prática baseada em evidência reducionista). Essa característica traz, com enorme frequência, esses profissionais para uma prática que tem uma força revolucionária de fortalecimento dos sujeitos para serem autores de sua própria história – no âmbito singular, bem como no âmbito coletivo. Aqui contrariamos a ideia de humanização do capitalismo que a teoria da terapia ocupacional no Norte global tem alimentado em algumas de suas propostas. Indicamos, por exemplo, a limitação de noções como *advocacy* que orientam práticas que questionam o neoliberalismo, mas não desafiam a forma capitalista do processo de produção, por configurarem iniciativas focalizadas e individualizantes. Acreditamos na direção das práticas e teorias emancipatórias, a partir de importantes autoras e autores do Sul e do Norte global, que apontam para práticas anticapitalistas e democráticas.

Neste processo, de resistência sutil e efetiva, a identidade social dos próprios terapeutas ocupacionais merece atenção, pois aqui a desigualdade e as tensões também estão presentes dentro do 'corpo profissional'. A cor de pele, a situação econômica, a identidade de gênero e a sexualidade irão influenciar como, quais e para quem 'as brechas' da atuação são abertas (ou priorizadas). Apontamos a 'atuação nas brechas' como algo peculiar e potente da terapia ocupacional brasileira, estando, no entanto, longe de um elogio ou celebração da precariedade neoliberal dos serviços públicos com que profissionais se deparam todos os dias, como se ela fosse a melhor geradora de movimentos criativos. Antes, destacamos um potencial subversivo que se encontra nesses movimentos inventivos, e da mesma forma, argumentamos para a necessidade de uma diversificação de quem somos entre os próprios terapeutas ocupacionais, movimento que já está acontecendo e necessita ser acelerado.

É possível encontrar nas diferentes práticas dos diversos campos de atuação da terapia ocupacional um foco no posicionamento e fortalecimento dos sujeitos acompanhados para a participação na vida coletiva que os compõem. Essa participação, para que se efetive, conta com o apoio de profissionais que, seja com pouco recurso material, seja em desertos afetivos, ou ainda contra forças ideológicas fortíssimas (notadamente o racismo, o fascismo, o fundamentalismo religioso e o negacionismo científico), encontram formas de se contrapor à lógica antidemocrática, capitalista e conservadora que permeia e molda o Brasil.

Propomos a ideia de subversão, que se diferencia do "jeitinho" que cria soluções individuais ou pontuais, mas não desafia a ordem dominante. A ideia conservadora do "jeitinho brasileiro" visa desvalorizar a capacidade de mudança em processos de resistência (Souza, 2017). Assim, a subversiva atuação nas brechas oferece um potencial de transformação, como indica uma das mais influentes pensadoras da profissão no Brasil, a Professora Roseli Esquerdo Lopes (2016):

> [...] sem ferir de morte os dispositivos exploradores do regime, toda luta contra as suas manifestações sociopolíticas e humanas, a questão social, está condenada a enfrentar sintomas, consequências e efeitos. Todavia, não achamos pouco enfrentá-los e nesse espaço buscamos, também nos mover (Lopes, 2016, p. 35).

Lopes (2016), ao mesmo tempo, reconhece que é no processo de construir os passos na direção da superação dessas estruturas que nos movemos e criamos caminhos de produção de participação radical (Godoy-Vieira, 2021) enquanto subvertemos cotidianamente as tentativas de captura e redução de nossa técnica a meros paliativos.

Considerações finais

Como argumentamos, a terapia ocupacional brasileira tem fortes tendências ao engajamento em diversos processos reflexivos e críticos e em projetos democráticos e libertadores. O desenvolvimento da profissão está vinculado a um projeto de sociedade, e defendemos que incorpore a luta pelas demandas coletivas como algo estruturante da prática, contribuindo com a nossa prática específica na composição com as outras práticas sociais para o trabalho coletivo de transformação social no sentido da superação da desigualdade, e em última instância, do capitalismo em todas as suas manifestações.

Esses movimentos amplos, ou projetos de longo prazo, que também possuem um caráter técnico, não impedem ou negam a importante tarefa profissional da inclusão, da clínica, e de outras práticas técnicas que contemplam a dimensão individual dos sujeitos. A ideia não é renunciar à inclusão e/ou as técnicas, pelo contrário é valorizar essas ações e práticas incluindo-as em uma discussão dialética das determinações mútuas, trazendo uma leitura real de nossa situação macrossocial a partir do entendimento de processos históricos (como tentamos demonstrar na primeira parte deste capítulo) e das possibilidades concretas de existência (Malfitano, 2016). Por exemplo: De que forma, quando falamos de economia solidária, reconhecemos os limites impostos pela lógica capitalista à inclusão econômica por meio de um trabalho tutelado dentro de um serviço de saúde que impede o trabalhador de gerar renda suficiente para sustentar uma vida? Como a adaptação de uma cadeira de rodas e seu uso efetivo podem ser limitados pela falta de acessibilidade na cidade, restringindo o direito de ir e vir da pessoa com deficiência? De que forma a luta por acessibilidade e mobilidade urbana impacta não apenas nesse indivíduo para o qual a cadeira foi adaptada, mas também para todo um grupo populacional que encontra limitação de circular pela cidade? Nesse sentido, defendemos que a ação profissional, mesmo quando centrada em um indivíduo, ela deve ser sempre compreendida em articulação e comprometida com a dimensão coletiva.

A diversidade teórico-metodológica da terapia ocupacional traz diferentes formas de expressão da profissão que não significa a perda de uma unidade ou a existência de múltiplas terapias ocupacionais, assim no plural, como comumente vemos na literatura. Reconhecendo a relação existente entre essência e aparência, e que a questão identitária da profissão responde à discussão sobre a aparência, defendemos que há uma essência que se afirma na construção de uma consciência coletiva que define aquilo que fazemos como terapia ocupacional. Uma essência que nos une como profissão e permite que nos reconheçamos como uma unidade do diverso. Dito de outro modo, há apenas uma profissão que é chamada de terapia ocupacional, uma prática social que se institucionalizou e conquistou seu status de profissionalidade na relação com outros complexos sociais. Isso não anula o fato de a terapia ocupacional, assim como outras profissões, ser diversa em suas formulações teóricas e metodológicas, no modo como ela se apresenta na sociedade, na sua aparência. Falar em terapias ocupacionais no plural abre espaço para uma concepção de que haveria distinções no plano do ser da profissão, na sua profissionalidade, na sua razão de existir em suas relações com a sociedade. Partindo desse debate ontológico, que reconhece a distinção entre essência e aparência, neste texto fizemos uso de "terapia ocupacional" no singular, fazendo referência à profissão, sua essência, o que não nos impediu de reconhecer que ela se expressa a partir de uma multiplicidade epistemológica e de práticas como qualquer outra área profissional. Da mesma forma, ressaltamos que assumir uma ou outra perspectiva epistemológica altera a qualidade e o direcionamento das práticas, mas não muda o sentido ontológico da profissão na sociedade, não a altera no plano do ser.

A terapia ocupacional brasileira continua a fluir teoricamente, e o contínuo estudo social e fenomenológico de 'ser, cotidianamente, brasileira/o' nos permitirá teorizações, narrativas e ações. Isso alarga um esforço coletivo, originalmente brasileiro, de conscientização para a importância da participação social democrática e radical e das práticas de produção de liberdade. Indicamos que as ideias e ações que hoje circulam dentro do escopo de prática e do repertório teórico crítico da terapia ocupacional brasileira buscam transcender a cognição individual, mas focar em uma conquista coletiva e compartilhada.

REFERÊNCIAS

Alves, J. A. (2014). Neither humans nor rights: some notes on the double negation of black life in Brazil, *Journal of Black Studies*, *45*(2): 143-162. https://doi.org/10.1177/0021934714524777

Bezerra, W. C. (2011). O Estado brasileiro e o ataque neoliberal: algumas reflexões para a terapia ocupacional. *Cad. Ter. Ocup. UFSCar,* São Carlos, *19*(2), 239-248.

Bezerra, W. C., & Trindade, R. L. P. (2013). A terapia ocupacional na sociedade capitalista e sua inserção profissional nas políticas sociais no Brasil. *Cad. Ter. Ocup. UFSCar*, São Carlos, *21*(2), 429-437. https://doi.org/10.4322/cto.2013.045

Dorneles, P. S. & Lopes, R. E. (2020). Citizenship and Cultural Diversity in Management of Cultural Policies. In Malfitano, A. P. S. & Lopes, R. E. *Social Occupational Therapy: Theoretical and Practical Designs* (pp. 91-100). Elsevier.

Galheigo, S. M. (2016). Terapia ocupacional social: uma síntese histórica acerca da constituição de um campo de saber e de prática. In. Lopes, R. E., & Malfitano, A. P. S. *Terapia Ocupacional Social: desenhos teóricos e contornos práticos* (pp. 49-68). São Carlos: EduFSCar.

Godoy-Vieira, A. (2021). *Fundamentação do processo de trabalho da terapia ocupacional em saúde coletiva: uma abordagem materialista histórico-dialética* [Tese de doutorado, Universidade de São Paulo]. Escola de Enfermagem, Departamento de Saúde Coletiva.

G1. (2021). *Diferença da expectativa de vida da pessoa negra no RJ chega a 22 anos, dependendo do município.* Disponível: https://g1.globo.com/rj/rio-de-janeiro/noticia/2020/07/14/diferenca-da-expectativa-de-vida-da-pessoa-negra-no-rj-chega-a-22-anos-dependendo-do-municipio.ghtml

IBGE. (2020). *Projeções da população: Brasil e Unidades da Federação.* Instituto Brasileiro de Geografia e Estatística.

IBGE. (2019). *Desigualdades Sociais por Cor ou Raça no Brasil.* Instituto Brasileiro de Geografia e Estatística. Disponível em: https://biblioteca.ibge.gov.br/visualizacao/livros/liv101681_informativo.pdf

Krenak, A. (2019). *Ideias para Adiar o Fim do Mundo*. Rio de Janeiro: Companhia das Letras.

Leon Spesny, S. (2020). *Repression, Protection, Pacification: The Ordinary Life of the Police in a* Brazilian Favela [Tese de doutorado, École de Hautes Études en Sciences Sociales]. Anthropologie.

Lopes, R. E. (2016). Cidadania, Direitos e terapia ocupacional social. In: Lopes, R.E. & Malfitano, A.P.S. *Terapia Ocupacional Social: desenhos teóricos e contornos práticos* (pp. 29-38). São Carlos: EdUFSCar.

Malfitano, A. P .S. (2016). Contexto social e atuação social: generalizações e especificidade na terapia ocupacional. In: Lopes, R. E., & Malfitano, A. P. S. *Terapia Ocupacional Social: desenhos teóricos e contornos práticos.* (pp. 117-134). São Carlos: EduFSCar.

Marcelo Yuka, Seu Jorge & Ulisses Cappelletti (Farofa Carioca). (1998). *A Carne* (canção). Polygran.

Pereira, B. P., Borba, P. L. O., & Lopes, R. E. (2021). Terapia ocupacional e educação: as proposições de terapeutas ocupacionais na e para a escola no Brasil. *Cadernos Brasileiros de Terapia Ocupacional*, São Carlos, 29, e2072. https://doi.org/10.1590/2526-8910.ctoAO2072

Resende & Santos, V. (2020). Sustainable occupational opportunities in protected areas in Brazil. *World Federation of Occupational Therapists Bulletin*, 76(1), 40-49. https://doi.org/10.1080/14473828.2020.1758398

Santos, V., Rodrigues, I. O. & Galvaan, R. (2019). It is not what I planned for my life: Occupations of live-in domestic workers. *Cadernos Brasileiros de Terapia Ocupacional*, São Carlos, 27(3), 467-479. https://doi.org/10.4322/2526-8910.ctoAO1873

Schwarcz, L. M. & Starling, H. M. (2015). *Brasil: uma biografia: com novo pós-escrito*. São Paulo: Companhia das Letras.

Silva, R. A. S., Nicolau, S. M., & Oliver, F. C. (2021). O papel da terapia ocupacional na atenção primária à saúde: perspectivas de docentes e estudantes da área. *Cadernos Brasileiros de Terapia Ocupacional*, São Carlos, 29, e2927. https://doi.org/10.1590/2526-8910.ctoAO2214

Souza, J. (2019). *A elite do atraso: da escravidão à Bolsonaro*. Rio de Janeiro: Estação Brasil.

Souza , J. (2009). *A ralé brasileira: quem é e como vive*. Belo Horizonte, Editora UFMG.

CAPÍTULO 3

DECOLONIALIDAD E INTERCULTURALIDAD COMO LUGARES DE ENUNCIACIÓN PARA ANALIZAR LA TERAPIA OCUPACIONAL EN CHILE

Michelle Lapierre

Introducción

El primer desafío para poder hablar sobre la terapia ocupacional en Chile es situar la reflexión, esto es, definir qué entenderemos por Chile y lo chileno, planteando algunas preguntas para iniciar este análisis. Cuando hablamos de la terapia ocupacional en Chile, ¿nos referimos a cómo se ha desarrollado la disciplina dentro los márgenes del territorio que conocemos como Chile? ¿Es la historia que se ha desarrollado dentro de las instituciones que han impartido la formación profesional y han alojado el desempeño de la profesión? ¿Es lo que han levantado las y los terapeutas ocupacionales chilenos en los últimos casi 60 años? ¿Cuál es nuestro lugar de enunciación para hablar de la terapia ocupacional en Chile?

Aunque muchas veces pasamos por alto estos cuestionamientos, reconocer lo que es Chile y lo chileno no es un tema menor. Habría que preguntarles a los y las terapeutas ocupacionales indígenas qué opinan al respecto. En una conversación que tuve hace algunos años con el colega mapuche Lincoyán Painemal, sobre los diálogos entre nuestra profesión y el mundo indígena (Enfoque sociopolítico, 2016), le pregunté si nuestro popular principio "los seres humanos somos seres ocupacionales" le hacía sentido desde la cosmovisión mapuche. Y me respondió: "los mapuche somos, por sobre todo, seres territoriales". Y ese territorio no es Chile, sino la *mapu*, el *tuwün* y el *küpalme* (conceptos que refieren a la identidad territorial, familiar y comunitaria) (Becerra & Llanquinao, 2017). Así mismo, debido a la globalización, pero también a las inequidades del modelo neoliberal, las migraciones contemporáneas han diversificado el grupo de terapeutas ocupacionales que hoy ejercen la profesión en Chile, así como también las poblaciones en/con las cuales trabajamos. Por otra parte, existen numerosos lugares en el país donde nunca ha habido terapeutas ocupacionales ejerciendo la profesión. ¿Estos territorios deben quedar fuera de esta historia?

Adicionalmente, nuestro Chile, en el preciso momento en que se escribe este capítulo, se encuentra en el mayor movimiento social y transformación estructural que ha vivido desde el fin de la dictadura, hace 31 años, con la reciente conformación de la electa Convención Constituyente, la cual ha levantado un panorama político y democrático sin precedentes, que mueve los pilares de lo que hemos creído (o nos han contado) que es Chile, así como cimienta las bases de cómo queremos que sea. De acuerdo a esto, partiré entonces de la premisa de que hablar de la terapia ocupacional en Chile tiene limitaciones que debemos hacerlas visibles.

Numerosos colegas se han propuesto anteriormente la misión de construir una historia de la terapia ocupacional en Chile, y les aliento a consultar sus excelentes publicaciones al respecto[1]. Todos estos trabajos han querido plasmar el levantamiento de una profesión a la luz de un contexto sociohistórico con el que se va vinculando, inevitablemente. Cada uno de estos relatos tiene una comprensión del concepto de historia y un lugar de enunciación, declarado o no, consciente o no.

No es pretensión de este capítulo el construir una historia de la terapia ocupacional en Chile, pues no creo que exista una historia única y porque la reconstrucción histórica se basa en la recuperación de archivos, sin embargo muchos hechos históricos no tuvieron la oportunidad de estar documentados, muchos saberes históricos se transmiten oralmente de generación en generación y muchas voces subalternas han sido acalladas por las instituciones y los estados-nación. No es posible, desde esta perspectiva, construir una historiografía única que le haga justicia. Por otra parte, se cree que la historia es un encadenamiento de hechos donde la temporalidad avanza en un solo sentido, sin embargo esta es solo la visión occidental del continuo temporal. Sobre estas problematizaciones en relación a la construcción de un relato histórico, Muñiz (2016) nos plantea que "del horizonte de interpretación que emerge el discurso se crea una realidad" (p. 21).

Mi objetivo es problematizar la terapia ocupacional en un Chile que va más allá de sus límites geográficos y legales. Es mi intención establecer algunos puntos de discusión sobre la profesión y a la vez, pensarla históricamente

---

1   Algunos trabajos sugeridos son: la obra "Cincuenta años de terapia ocupacional en Chile" (2015), editado por Colegio de Terapeutas Ocupacionales de Chile., Caro-Vines, P., Morrison, R. & Palacios, M.; el capítulo "Terapia ocupacional en Chile" (2016), de Alejandro Guajardo, en la obra *Terapias ocupacionales desde el Sur*; el capítulo "Terapia ocupacional, apuntes para una historia inconclusa" (2014), de Alejandro Guajardo, en la obra *Cuestiones Contemporáneas de la Terapia. ocupacional en América del Sur*; y la tesis "Genealogía de un dispositivo: Historia crítica de la terapia ocupacional en Chile" (2012), de Valderrama y Herrera.

desde el futuro que estamos tramando. Por sobre todo, me interesa declarar que mi observación proviene de un lugar de enunciación que reconozco como mi posicionamiento epistémico y a la vez, mi propuesta para leer a la disciplina en Chile. En esta propuesta, mi lugar de enunciación es la decolonialidad, la interculturalidad y la terapia ocupacional sociopolítica.

Lugares de enunciación para esta propuesta

Este concepto, propuesto inicialmente por Mignolo (Muñiz, 2016), nos resulta de utilidad para comprender que realizar una mirada histórica no demanda de nosotros solamente la capacidad de observación de la realidad en su concepción temporal, sino que por sobre todo, nos desafía a transparentar y comprender que el discurso sobre esa historia lo emitimos desde un espacio epistemológico. Asumiendo esto, es que he planteado mis lugares de enunciación para proponer la lectura de la terapia ocupacional en Chile, los cuales explicaré a continuación:

Decolonialidad

Reconociendo el gran trabajo que han hecho diversos colegas de Latinoamérica por levantar las terapias ocupacionales desde el sur, esta propuesta asume efectivamente la existencia de un Norte y un Sur Global, siguiendo la idea de Sousa Santos. La colonialidad es una realidad muy presente en Chile, entendiendo esta como el resultado actual de la historia de colonialismo y colonización en nuestro continente americano (Castro-Gómez & Grosfoguel, 2007).

A partir de una perspectiva decolonial, podemos comprender que la terapia ocupacional que se ha desarrollado en Chile no ha estado ausente de esta realidad moderno-colonial. En primer lugar, esta ha nacido por el vínculo entre el estado y las instituciones académicas, con el fin de dar respuesta a las necesidades que el gobierno de ese entonces considera relevante para su proyecto de país. Reconocer nuestros orígenes anglosajones y capitalistas es un paso importante para alcanzar la decolonialidad. Esto implica entender que los orígenes y la historia temprana de la profesión provenían de la cultura hegemónica, de una realidad territorial diferente y bajo el manto de un capitalismo en crecimiento. También nos permite comprender que la pretendida neutralidad de la profesión en esos periodos nunca ha existido, y que hemos colaborado de forma activa o pasiva a la implementación del modelo neoliberal.

Con el paso del tiempo, nuestra profesión se ha vuelto cada vez más diversa y muchas veces ha creado propuestas propias, situadas y desde el trabajo colectivo con las organizaciones. Es posible pensar que estas propuestas contribuyen a decolonizarnos, lo que implica despojarse de la secuela de la historia para construir un proyecto disciplinar propio.

Sin embargo, les invito a que nos preguntemos ¿cuáles son las prácticas colonizadoras que aun realizamos dentro de la profesión, que asumen un poder epistémico desde el cual habla la profesión sobre los otros?; ¿es posible hablar de prácticas coloniales internas, que nos hacen establecer un Norte y un Sur dentro de la misma profesión?

Interculturalidad

La propuesta de la interculturalidad es una propuesta por el diálogo. Pero este diálogo sólo es posible cuando ocurre entre iguales. Se sustenta sobre una base de reconocimiento y de diálogo de saberes, solamente así puede existir (Mignolo & Walsh, 2018). Quiero proponer a la interculturalidad como una filosofía para comprender a la terapia ocupacional y una forma de hacer terapia ocupacional, y no únicamente como una consideración que debe tener el/la terapeuta ocupacional cuando realiza trabajo con personas indígenas o migrantes en la forma de competencia o sensibilidad intercultural, conceptos que no comparto por mantener un referente hegemónico.

Hacer una apuesta por la interculturalidad para comprender el futuro de la terapia ocupacional en Chile implica estar dispuestos a dialogar con otras profesiones, con organizaciones de la sociedad civil y entre nosotros mismos, para levantar un proyecto desde todos/as y para todos/as. En particular, la terapia ocupacional chilena ha estado muy lejos de los pueblos indígenas. En los últimos años se ejerce la profesión en algunos de los centros de salud interculturales del país, pero la mayor parte del tiempo sin un diálogo de saberes real, siendo este reemplazado por enfoques culturalistas y folcloristas de la realidad. Situarnos desde la interculturalidad implicaría, en primer lugar, asumir el reconocimiento de los pueblos como naciones tan válidas como la chilena, asumir a la terapia ocupacional como complementaria de la medicina indígena ancestral y no al revés, entender el *buen vivir* como propósito y unirse al movimiento social indígena que cruza el país completo, poniendo a disposición la disciplina.

Hace algunos años, investigué si existían en *mapuzugun* algunos términos que son esenciales para nosotros, entre ellos *ocupación*, y pude constatar que este no existe en la lengua ni en la cosmovisión. Esto es un tremendo mensaje para nuestra profesión, en múltiples sentidos. El concepto que da sustento teórico-práctico a todo lo que hacemos, simplemente no existe en algunas culturas. Comparto con ustedes algunas de las preguntas que me surgieron en ese momento. ¿Esto implica que nuestra profesión no debería ejercerse en los pueblos indígenas? ¿Nuestro trabajo es incorporar este concepto en las concepciones de vida de los pueblos indígenas actuales? Este intento de traducción equivalente fue una gran lección de humildad y un gran ejemplo de cómo opera el conocimiento científico en sus intenciones de absorber al otro y ajustarlo a nuestras reglas. La interculturalidad crítica nos invita justamente a lo contrario.

Terapia ocupacional sociopolítica

He creído fundamental pensar que la terapia ocupacional para el Chile actual y futuro requiere levantarse como una terapia ocupacional sociopolítica. Recientemente hemos teorizado este concepto y planteamiento ético, junto al compañero Julián Samacá (Lapierre & Samacá, Forthcoming)

Esta terapia ocupacional es dialogante, tanto externa como internamente. Parte de la premisa de que la terapia ocupacional que ejercemos en los espacios comunitarios o sociales no es necesariamente una terapia ocupacional sociopolítica, así como los lugares tradicionalmente médicos en la profesión no son excluidos como espacios donde puede ser aplicada esta perspectiva. La terapia ocupacional sociopolítica la entendemos en su propósito y los medios que usa para alcanzarlos, y no en los campos profesionales en los cuales se desempeña. Hay prácticas sociales llenas de caridad y asistencialismos, así como prácticas basadas en la evidencia que pueden denunciar una realidad injusta. Nuestra propuesta está centrada en una terapia ocupacional realista, en el sentido de conectada con el mundo, a la vez que utópica, cuando pensamos en construir un mundo donde quepan muchos mundos.

Es un posicionamiento ético, y es esto lo que revela la oportunidad para construir una base para la terapia ocupacional chilena. Las condiciones socioculturales y materiales en que las ocupaciones ocurren (o no) en nuestro país son realmente difíciles. Chile ha sido llamado el laboratorio del modelo neoliberal, y sus consecuencias las vemos actualmente en relación al descarnado extractivismo, las inequidades de género, el racismo en contra de los pueblos indígenas, la pobreza y el crecimiento de las enfermedades de salud mental. En este escenario, la terapia ocupacional no puede ser simplemente un dispositivo orientado a tratar las consecuencias de esta realidad, y peor aún, reproducirla.

Hacer de la terapia ocupacional chilena, una con enfoque sociopolítico, nos permite colaborar en la construcción de un proyecto de país más justo, como es el anhelo de la mayoría de la sociedad civil organizada desde el estallido social del 18 de Octubre de 2019. Es, además, la oportunidad de descolonizar la disciplina de una herencia anglosajona, hegemónica y neoliberal. Esta propuesta nos permite mirar cada espacio de ejercicio de la profesión, así como cada persona con la que trabajamos y cada institución con la que nos relacionemos como actores dentro de un contexto sociopolítico, los que determinan el cómo experimentamos la ocupación o las oportunidades para esa experiencia. Tener conciencia de ésto permite una terapia ocupacional comprometida y actuante en la redefinición de un país levantado entre todas/os.

Reflexiones finales

Hacer una historia de la terapia ocupacional en Chile es un proyecto tentador para algunos, sin embargo dejaría fuera de ella a muchos/as. La temporalidad occidental nos obligaría a una cronología lineal desde el pasado hasta hoy, pasando por hechos, personas, causas y efectos. Pero no es la única alternativa. En la cosmovisión mapuche, el sistema temporal está basado en eventos de distintos tipos y en distintos momentos, y no en un continuo temporal autónomo ni dominante (Becerra & Llanquinao, 2017). ¿Qué eventos consideraríamos relevantes para contar una historia de la terapia ocupacional? Existen eventos que no son oficiales, que no están documentados o que ocurrieron mucho antes de la terapia ocupacional, ¿ellos no forman parte de nuestra historia?

En cuanto a la espacialidad, la historia de la terapia ocupacional en Chile no se forja solo dentro de las fronteras políticas de este país. También ocurre en los territorios ancestrales, también la forman las voces migrantes y las relaciones que establecemos con el mundo para pensar en un Chile desde Abya-Yala.

He querido plasmar en estas líneas la idea de pensar más en una historia de la terapia ocupacional "para" Chile, que "en" Chile. ¿Cuánto de lo que hemos hecho como disciplina ha contribuido a forjar el país que somos? ¿Cuántas veces en nuestra historia hemos alzado la voz para transformar el país? ¿Cuántas veces hemos acallado nuestra voz para no hacerlo?

El trasfondo político que tiene esta propuesta de una terapia ocupacional para Chile no debe confundirse con una terapia ocupacional que excluya el llamado trabajo "clínico", la práctica científica o el trabajo institucional, sino que pretende que éstos espacios hagan su trabajo siendo conscientes de los contextos políticos en que estos se sitúan, que realicen prácticas en un diálogo de saberes con otras disciplinas, pueblos e historias, y que los propósitos de estas acciones formen parte del sueño de un proyecto territorial común.

Para esto, los terapeutas ocupacionales deben ser activistas, en cualquiera de los campos en que desempeñan la profesión, y deben comprender que la terapia ocupacional es por sobre todo un recurso y una voz a disposición de un proyecto común a cargo de la sociedad en su totalidad. Existen ejemplos muy interesantes de cómo esto se ha ido levantando. Durante la revuelta social ocurrida desde el llamado estallido social del 18 de Octubre de 2019 y que se prolongó por meses, algunas Escuelas de Terapia Ocupacional asumieron una labor en la construcción de ese nuevo Chile, con actividades de diálogo ciudadano y actividades educativas para la comunidad. Algunas organizaciones de terapeutas ocupacionales se unieron con otros profesionales de la salud para atender a los manifestantes en las calles, instalando brigadas de salud de emergencia contiguas a los lugares de enfrentamiento con los militares y fuerzas de orden. Nuevos colectivos de terapia ocupacional se formaron para tratar las secuelas físicas, sensoriales y mentales de una sociedad civil atacada por su propio gobierno, o para dialogar en torno a la realidad de los presos políticos. Algunas escuelas y organizaciones de terapia ocupacional emitieron comunicados repudiando el actuar de las fuerzas policiales y el gobierno, y otros levantaron cabildos ciudadanos para hablar sobre la nueva Constitución democrática.

Los anteriores son sólo algunos ejemplos de los hechos que van a contar nuestra historia cuando nos preguntemos ¿qué hacía la terapia ocupacional mientras el país entero se movilizaba? Nuestra historia es una historia de altos y bajos, de revoluciones y de sumisiones, de terapeutas transformadores, pero también de reproductores de las injusticias. Nuestra historia tiene voces denunciantes y también voces que han elegido el silencio. Vivimos una época de enormes complejidades a nivel mundial, debido a las crisis de gobernanza, la re-aparición de una política de derecha extrema, el cambio climático y una pandemia de enormes proporciones; la historia nos dirá si logramos estar a la altura de lo que Chile necesitaba.

REFERENCIAS

Becerra, R., & Llanquinao, G. (2017). *Mapun kimün. Relaciones mapunche entre persona, tiempo y espacio*. Santiago de Chile: Ocho Libros Editores.

Castro-Gómez, S., & Grosfoguel, R. (2007). *El giro decolonial. Reflexiones para una diversidad epistémica más allá del capitalismo global*. Bogotá: Siglo del Hombre Editores; Universidad Central, Instituto de Estudios Sociales Contemporáneos y Pontificia Universidad Javeriana, Instituto Pensar.

Enfoque sociopolítico. (22 de Septiembre de 2016). Entrevista Lincoyán Painemal para UC Temuco: cosmovisión mapuche y terapia ocupacional [Archivo de video]. Youtube. https://www.youtube.com/watch?v=dDEvr6GodDk

Lapierre, M., & Samacá, J. (Forthcoming). Terapia ocupacional sociopolítica: una propuesta conceptual y práctica.

Mignolo, W. D., & Walsh, C. (2018). *On decoloniality. Concepts, analytics, praxis*. Duke: Duke University Press.

Muñiz, L. C. (2016). El «lugar de enunciación»: sobre la realidad de la interpretación histórica. *Euphyia*, *10*(18), 9-30. doi:https://doi.org/10.33064/18euph1340

CAPÍTULO 4

TERAPIAS OCUPACIONALES COLOMBIANAS: recorriendo historias a través de una muestra museográfica

Solángel García Ruiz
Jaqueline Cruz Perdomo
Clara Duarte Cuervo
Aleida Fernández Moreno

Algunos antecedentes

En 2016, cumplir cincuenta años de inicio de la formación en terapia ocupacional en Colombia fue un motivo para repensar y recuperar la memoria, así como emprender la construcción de un archivo de la profesión en el país. Más que encontrar los hechos y organizarlos en el tiempo, tratamos de buscar sus sentidos y significados, de comprender y tensionar los discursos y las prácticas de la terapia ocupacional, muchas veces hegemónicos.

Siguiendo la propuesta de Torres (2014), esta historia se ha hecho *desde abajo y desde el Sur*, donde las mujeres y sus historias se entrecruzan, en un país donde los conflictos permean los conocimientos, los saberes y las prácticas. Ello implica que hablemos en plural, de las historias de las terapias ocupacionales. En cada región y en cada lugar del país, la profesión tiene su propia identidad, las historias tienen contextos locales; los enfoques históricos permiten interrogar el presente y buscar respuestas en los archivos y sus registros; las y los estudiantes son sujetos protagónicos; las colegas pensionadas, retiradas y fundadoras de escuelas y escenarios de práctica cuentan sus historias.

Trujillo (1989, 2002), Gómez e Imperatore (2010) y Testa (2012), entre otros autores y autoras, señalaban la importancia y la necesidad de comprender la profesión a partir de la exploración de sus raíces históricas. Atendiendo a esos llamados y siguiendo las experiencias de otros países, especialmente de Argentina (Nabergoi *et al.,* 2011) y Chile (Colegio de Terapeutas Ocupacionales de Chile *et al.,* 2015), desde el grupo Historias de las Terapias Ocupacionales en Colombia – HiTOs convocamos en 2014 a colegas interesadas en emprender estudios históricos sobre la profesión y configuramos el macroproyecto Historias de las Terapias Ocupacionales en Colombia.

La propuesta vinculó a nueve de los once programas de formación en terapia ocupacional del país con un seminario permanente, investigaciones, asignaturas de profundización, semilleros de investigación y prácticas avanzadas. El seminario permanente, que llevamos a cabo en Cali, Bogotá y Pasto, nos permitió conocer otras experiencias de indagación histórica (Grupo HiTOs, 2014; Rodríguez *et al.*, 2015; Bravo *et al.*, 2016; Rodríguez *et al.*, 2016b, 2016c), entre ellas, fue especialmente inspiradora la del grupo de Historia de la Enfermería de la Universidad Nacional de Colombia, que años atrás había realizado una exposición en el Claustro de San Agustín, un museo ubicado en el centro de Bogotá.

Del macroproyecto se derivaron, entre otras producciones, trabajos de grado (Escobar y Rodríguez, 2015; Cáceres y García, 2015; Camargo, 2016; Chilatra *et al.*, 2016, Villamil, 2018), informes de profundización (Gómez y Palma, 2015; Bravo *et al.*, 2015; Medina, 2016), artículos (Duarte y Bravo, 2016; Duarte *et al.*, 2016; Gómez *et al.*, 2016; Rodríguez *et al.*, 2016a), ponencias (Bravo *et al.*, 2016; Fernández *et al.*, 2016a; Flórez *et al.*, 2016; Guerrero y Ortiz, 2016; Rodríguez y Escobar, 2016; Cruz *et al.* 2018), pósteres (Fuentes *et al.*, 2016; Lourido *et al.*, 2016), un taller (Fernández *et al.*, 2016b), vídeos (Rodríguez, 2016) y una muestra museográfica itinerante.

La muestra museográfica como dispositivo

Una muestra museográfica es un dispositivo de memoria histórica que ofrece la posibilidad de recrear los hechos, acontecimientos e hitos, de escenificar la historia más allá del discurso escrito (Gumbrecht & Mazzucchelli, 2005; Morales, 2010). Allí los objetos y los documentos se convierten en registros que representan continuidades y rupturas, y se constituyen en un medio de transmisión de cánones científicos y estéticos (Morales, 2010).

Este dispositivo opera, además, como un espacio de sociabilidad donde las y los visitantes son afectados por lo que ven y escuchan, y establecen diálogos y relaciones de saber/poder a partir de los elementos allí contenidos. Como lo señala Morales (2010), "lejos de imponer el silencio, los museos de historia han requerido el retorno de la oralidad y, en consecuencia, del relato y la necesidad de contar historias" (p. 35). Esta activación de la memoria permite también tejer relaciones temporales pasado-presente de tipo social, cultural, académico y personal, así como comprender, resignificar y valorar el pasado.

En congruencia con estos principios, concebimos la muestra museográfica *Historias de las terapias ocupacionales en Colombia. Tu historia es nuestra historia* como una experiencia de identificación y de memoria viva. Por ello, para la consecución de los objetos que en ella se exhiben acudimos a una convocatoria amplia entre colegas de las diferentes regiones y escuelas del país, buscando en donación o préstamo fotografías, libros, apuntes de clase, libros, programas de asignaturas, materiales, equipos, registros utilizados en la práctica y otros elementos considerados significativos o representativos de sus experiencias. De esta manera, recolectamos en 2016 cerca de setenta objetos.

En la recopilación de materiales, la organización del inventario de los mismos, el montaje y la guianza durante las diferentes versiones de exhibición de la muestra han participado estudiantes de terapia ocupacional de la Universidad Nacional de Colombia y la Universidad del Valle, así como otras y otros voluntarios. Hemos contado además con la asesoría y el apoyo de un diseñador gráfico y una historiadora.

La muestra se inauguró en Medellín, Colombia, donde estuvo exhibida entre el 3 y el 5 de marzo de 2016, en el marco del XVI Congreso Colombiano de Terapia Ocupacional. Durante ese año, una parte se expuso en el VI Encuentro de Estudiantes de Terapia Ocupacional, realizado en octubre en Bogotá, y en noviembre durante la celebración de los cincuenta años del programa de Terapia Ocupacional de la Universidad Nacional de Colombia. Para estas celebraciones, se derivó además una línea de tiempo que permanece exhibida desde noviembre de 2016 en el edificio de la Facultad de Medicina de la misma universidad.

Entre el 3 y el 31 de marzo de 2017, la muestra estuvo en la biblioteca Mario Carvajal de la Universidad del Valle, en Cali, como parte de la celebración de los treinta años del programa de formación en esa institución (Agencia de Noticias Univalle, 2017). Para su inauguración se realizó un conversatorio en el que participaron las terapeutas Liliana Tenorio y Carmen Helena Vergara, así como colegas y estudiantes que se involucraron en diferentes momentos del proceso.

Una versión adaptada de la muestra se expuso en el 17º Congreso de la Federación Mundial de Terapeutas Ocupacionales (WFOT, por sus siglas en inglés) en Ciudad del Cabo, Sudáfrica, en 2018 y otra en el Encuentro de Terapias Ocupacionales desde el Sur en la Universidad de Santiago de Chile en el mismo año. En todos estos espacios se han disparado encuentros y conversaciones extraordinarias y únicas (figura 1).

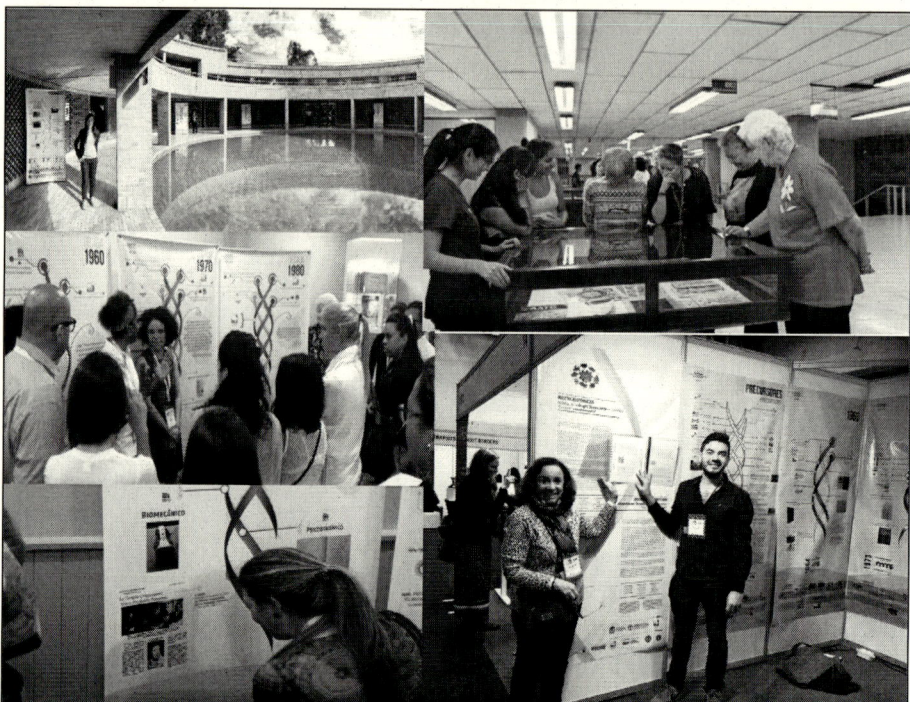

Figura 1 – Exhibición de la muestra en diferentes espacios

Fuente: archivo fotográfico del grupo.

Organización temporal y temática de la muestra museográfica

La muestra museográfica *Historias de las terapias ocupacionales en Colombia* se divide en tres periodos: precursores (antes de 1966), surgimiento y consolidación (1966-1989), y prácticas emergentes (1990 a la actualidad). Estos se establecieron a partir de la identificación de continuidades y rupturas en los hechos y tendencias relevantes para la profesión en cuatro ejes: escuelas de formación; conocimientos, saberes y prácticas; definiciones de terapia ocupacional, y asociaciones y agremiaciones. Todo ello contextualizado de manera general en el escenario sociopolítico nacional e internacional (figura 2).

Los hechos, fechas, hitos y tendencias que dan forma a las líneas de tiempo fueron identificados a través de los procesos de indagación que se desarrollaron en el macroproyecto, incluyendo la revisión y análisis de prensa, actas, libros, artículos, memorias y material de congresos, documentos institucionales, entrevistas y otros tipos de registros.

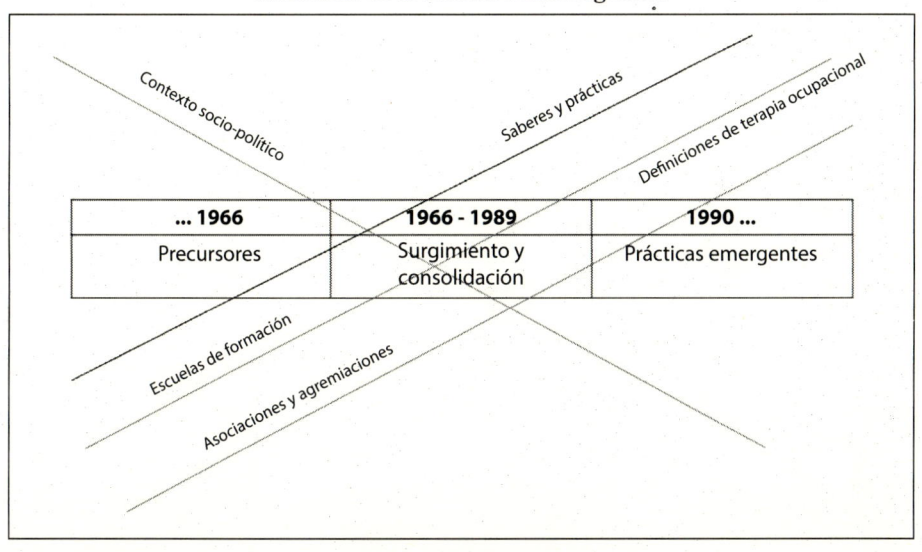

Figura 2 – Periodización y categorías temáticas de la muestra museográfica

... 1966	1966 - 1989	1990 ...
Precursores	Surgimiento y consolidación	Prácticas emergentes

Categorías (diagonales): Contexto socio-político; Saberes y prácticas; Definiciones de terapia ocupacional; Escuelas de formación; Asociaciones y agremiaciones.

Fuente: elaboración propia.

Las escuelas de formación de terapeutas ocupacionales

La escuela es un acontecimiento histórico y contemporáneo en el cual se reconfiguran prácticas y procesos institucionales; homogeniza y regula una práctica disciplinaria en espacio y tiempo. Así, constituye espacios de saber y poder cuya función es de orden político y moral (Boom, 2012). En consecuencia, son lugares de producción, reproducción y transmisión de conocimientos.

En Latinoamérica, los programas de formación en terapia ocupacional surgieron desde la década de 1950. En algunos países se generaron en el contexto de las epidemias de polio, mientras en otros, como Colombia, surgieron influenciados, en mayor o menor medida, por los programas de cooperación de organismos internacionales (Monzeli et al., 2019).

En los años sesenta se crearon los dos primeros programas del país, en la Universidad Nacional de Colombia (1966) (Consejo Superior Universitario, 1966) y la Escuela Colombiana de Rehabilitación, entonces vinculada a la Universidad del Rosario (1969) (Cuartas, 1997). La Institución Educativa Fundemos[2] abrió su programa técnico profesional en 1975 (Saavedra, 1997). Los tres funcionaron en Bogotá, la capital de la república.

---

2   Actualmente, Universidad Manuela Beltrán.

**Figura 3 – Objetos de la muestra relacionados con
los primeros programas de formación**

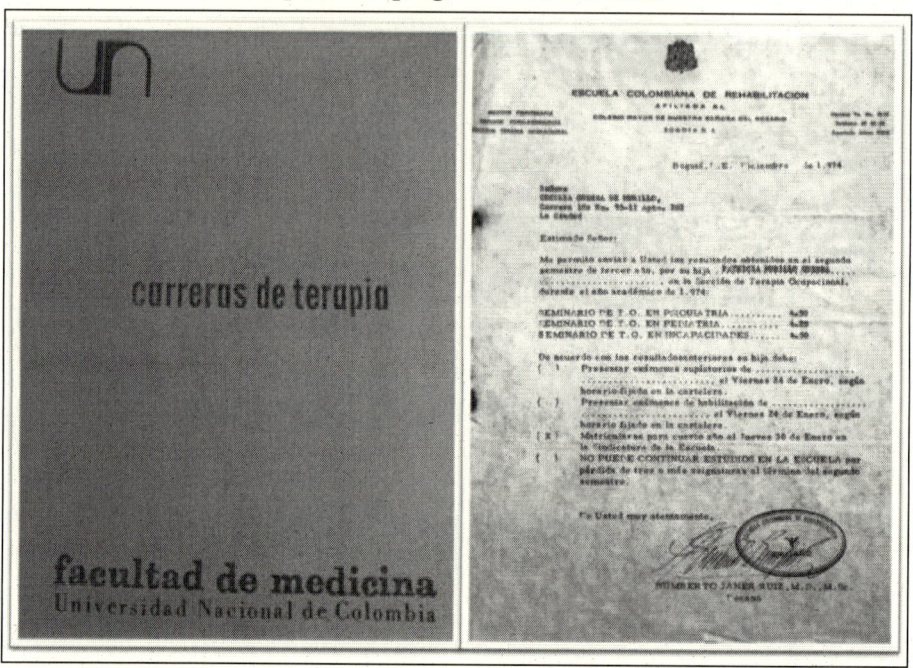

Fuente: objetos donados al proyecto. Izquierda: portada del documento que presenta las *carreras de terapia*[3] de la Universidad Nacional de Colombia a finales de los sesenta. Derecha: certificado de notas finales correspondientes a las asignaturas vistas en 6° semestre en la Escuela Colombiana de Rehabilitación, 1974.

Dada la formación de las profesoras Alicia Trujillo Rojas (New York University) y Patricia Lang de Pardo (Western Michigan University) y del fisiatra Jorge Pardo, fundadores del programa en la Universidad Nacional de Colombia, este tuvo influencia norteamericana. Entre tanto, el programa de la Escuela Colombiana de Rehabilitación / Universidad del Rosario tuvo influencia inglesa. Entre sus primeras coordinadoras estuvieron las terapeutas ocupacionales Martha Fonnegra y Carmen Helena Vergara (también fisioterapeuta), quienes recibieron su formación en la Escuela Nacional de Terapia Ocupacional de Argentina (ENTO) (Cuartas, 1997).

En 1986 se creó el programa académico de la Universidad del Valle. Este fue el primero en ser ofertado fuera de la capital del país, en la ciudad

---

3   El documento presenta las carreras de terapia física, ocupacional y de lenguaje. Manifiesta la necesidad de formación en rehabilitación para capacitar a las personas con limitaciones para que "en el menor tiempo posible se puedan integrar a la sociedad y a su familia como seres independientes, útiles y productivos" (p. 2). Incluye para cada carrera: definición, medios de tratamiento, lugar de trabajo, tipos de pacientes que atiende, cualidades profesionales, materias del currículo, duración y fotos que ilustran el trabajo profesional.

de Cali. El fisiatra Jaime Villaquirán Sarasti y la terapeuta ocupacional María Nohra Hurtado de Bastidas, egresada de la Universidad Nacional de Colombia, con el apoyo de Liliana Tenorio Rebolledo, egresada de la Universidad del Rosario, impulsaron la creación de la carrera (Bravo et al., 2015; Gómez & Palma, 2015).

Posteriormente, en el contexto de las reformas neoliberales, la transformación del Estado y la reforma educativa de los años noventa, se crearon seis programas en instituciones de educación superior privadas y en ciudades intermedias del país: Corporación Universitaria de Santander[4], sedes Bucaramanga (1993) y Cúcuta (1994); Fundación Universitaria María Cano, en Medellín (1993); Universidad Metropolitana, en Barranquilla (1996); Universidad Mariana, en Pasto (1999), y Universidad Católica de Manizales (1999). Los programas de Medellín y Manizales permanecieron abiertos por poco tiempo, el primero funcionó hasta 1997 (M. C. Botero, comunicación personal, 10 de junio de 2015) y el segundo hasta el 2003 (C. L. Curcio, Comunicación personal, febrero de 2016). Entre tanto, terminado el convenio de la Escuela Colombiana de Rehabilitación y la Universidad del Rosario, desde 1995 cada institución siguió con programas independientes (Cuartas, 1997).

Los programas creados en esa década se afiliaron a los procesos de reflexión curricular propuestos por el Instituto Colombiano para el Fomento de la Educación Superior (ICFES) y la Asociación Colombiana de Terapia Ocupacional (ACTO)[5] (ICFES y ACTO, 1998). Esta propuesta estandarizó criterios esenciales de formación en áreas básicas y prácticas de obligatorio cumplimiento, pues si bien desde 1952 existían los estándares mínimos de formación de la Federación Mundial de Terapeutas Ocupacionales, adherirse a ellos era voluntario (M. González, comunicación personal, 2 de abril de 2015).

Los programas más recientes se crearon en instituciones públicas: la Universidad de Pamplona (2005) y la Escuela Nacional del Deporte, en Cali (2015). Así, de los once programas de formación que funcionan actualmente en Colombia, cuatro están en instituciones públicas y los demás en privadas. Todos hacen parte de facultades o escuelas de salud.

Se estima que en Colombia hay 7.238 terapeutas ocupacionales, esto es, solo una/uno por cada 10.000 habitantes (WFOT, 2022). Las escuelas se encuentran en las principales ciudades del país, con un proceso de descentralización y desarrollo local lento. Esta y otras circunstancias sociales y políticas influyen en la escasez de profesionales en las ciudades intermedias o pequeñas, así como en zonas rurales y apartadas de los centros urbanos (Duarte, 2019).

---

4   Actualmente, Universidad de Santander (UDES).
5   Desde 2011, Colegio Colombiano de Terapia Ocupacional (CCTO).

Conocimientos, saberes y prácticas

Los conocimientos contienen argumentación sustentada en evidencia lógica, razonada y se sistematizan mediante métodos científicos. Las sabidurías contemplan el sentido común, los saberes teóricos y prácticos de la realidad social situada culturalmente, es lo que hacemos en el trabajo, la casa, la escuela, lo que construimos colectivamente (Agüero, 2011).

Entre las prácticas precursoras de la terapia ocupacional en Colombia se han documentado el uso del trabajo y oficios desde el siglo XVII como opción correctiva y de redención en asilos, hospicios y otras instituciones, y como estrategia de educación y gobierno de personas empobrecidas durante los siglos XVIII y XIX, incluyendo la laborterapia y los talleres de artes y oficios. Todas ligadas a la caridad, la filantropía o la beneficencia. Algunas de estas prácticas coexistieron, al menos durante algunas décadas y en algunos hospitales mentales, con la terapia ocupacional que llegó al país en la década de 1960 (Duarte *et al.*, 2016).

Según Zapata (1994), el surgimiento de la Terapia Ocupacional en Colombia se determinó por las necesidades de formar profesionales que pudieran dar respuesta a los problemas biopsicológicos sentidos en las áreas de rehabilitación física y emocional. Para Trujillo (1989), en los inicios el modelo predominante tenía una visión organicista o biopsicológica, en cuanto se enfatizaba en el estudio kinesiológico, neurológico y de patología mental, a partir de concepciones provenientes de otras profesiones. La terminología empleada era de carácter médico, psiquiátrico y psicológico.

A su vez, las prácticas estaban centradas en procesos de rehabilitación física y mental, acompañadas del uso y análisis de oficios y actividades, en tanto existía una "explícita y potente influencia del grupo médico de rehabilitación en determinaciones sobre el plan de estudios y en las decisiones y políticas tendientes a pautar el nivel, características y radio de acción profesional" (Trujillo, 1989, p. 14).

Así, durante los primeros años, en la formación y la práctica predominaron los enfoques biomecánico y psicodinámico. Con los cambios en las estructuras curriculares a mediados de los años setenta, en búsqueda del paso del nivel técnico al de licenciado[6], se gestó un movimiento para situar la ocupación como centro de la formación (Trujillo, 1989; Zapata, 1994; Escobar y Rodríguez, 2015).

---

6   Entre 1975 y 1977 la duración de la carrera en la Universidad Nacional de Colombia se extendió de tres a cuatro años, incorporó la investigación y pasó así del nivel técnico al de licenciatura (Escobar y Rodríguez, 2015; Navas, 2015). Cuartas (1997) relata que en la Escuela Colombiana de Rehabilitación se aprobó en 1977, por parte del Ministerio de Educación Nacional, la extensión del plan de estudios a cuatro años.

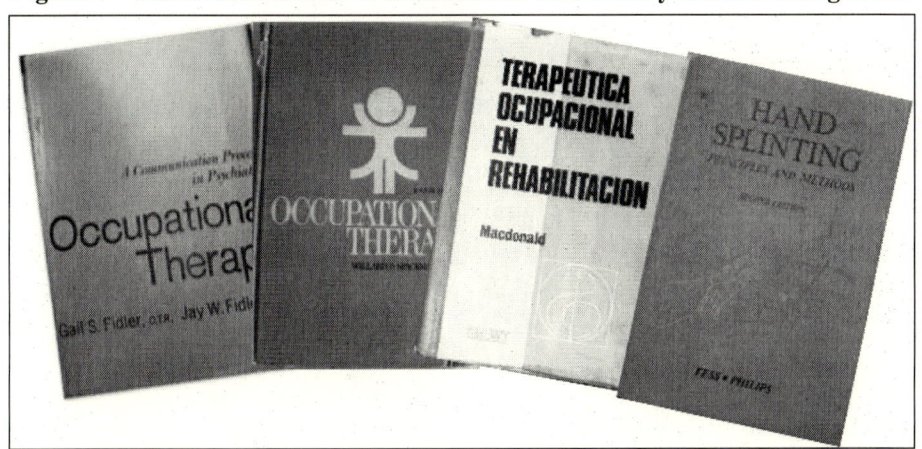

Figura 4 – Textos utilizados en Colombia entre los sesenta y ochenta del siglo XX[7]

Fuente: objetos donados y prestados al proyecto.

Coincidiendo con estos esfuerzos, en los ochenta empezaron a ejercer una fuerte influencia en Colombia el Modelo de la Ocupación Humana (Kielhofner, 1985) y la teoría de integración sensorial, entre otros referentes norteamericanos. Ello se refleja en los artículos publicados en la Revista Ocupación Humana y los temas abordados en los congresos nacionales de la época.

Por este tiempo emergieron en Colombia prácticas relacionadas con el bienestar de trabajadores y trabajadoras y la prevención de riesgos laborales (De Bastidas, 1993; Torres, 1993; Duarte y Bravo, 2016), la escuela regular (Álvarez, 1994; Chilatra *et al.*, 2016; Fernández y Duarte, 2017), en centros penitenciarios (Gómez y Munévar, 1996; Cuartas, 1997; Barrera, 1997; Gómez, 2000; Duarte y Bravo, 2016) y la comunidad, esta última, en el contexto de fenómenos como el desplazamiento forzado, la pobreza (Rodríguez, 1995) y desastres como la tragedia de Armero (Acosta *et al.*,1986). Asimismo, se consolidaron el Centro de Rehabilitación Profesional del Instituto de Seguros Sociales en Cundinamarca, el Comité de Rehabilitación del Antioquía, el Comité de Rehabilitación del Valle y el Grupo Latinoamericano de Rehabilitación Profesional (GLARP), en los que hubo una importante participación de terapeutas ocupacionales.

Al tiempo que ganaban espacio los modelos ecológicos (De Bastidas y Murgueítio, 1994), en la búsqueda por contribuir desde el país a la construcción de la identidad profesional y lograr el "crecimiento de la comunidad científica, la disciplina de la ocupación humana y el ejercicio profesional de la terapia ocupacional" (Trujillo, 1987, p. 34), se impulsaron desde los ochenta procesos de reflexión y construcción teórica.

---

7   Los años de edición son: Fidler & Fidler (1963); Willard & Spackman (1973), primera versión en español; Macdonald (1972), versión en español de la tercera edición en inglés; Fess & Phillips (1987).

En ese contexto, un grupo de docentes de la Universidad Nacional de Colombia desarrolló el Modelo Desempeño Ocupacional Realizante (Trujillo et al. 1990, 1992; Trujillo, 1994, 1995). Este tuvo sus expresiones más sobresalientes en las áreas educativa y laboral; en la primera, a través del Programa Bienestar Ocupacional del Escolar (Álvarez, 1995); en la segunda, en el Programa de Bienestar Ocupacional del Trabajador (Torres, 1995), desarrollado en el proceso de modernización del Estado, que implicó el despido masivo de trabajadores de entidades públicas. Este modelo fue acogido en otras universidades del país[8] y sigue desarrollándose en la Universidad Nacional (Castillo & Varón, 2017). Diferentes trabajos de grado de esta universidad, para finales de los noventa y en los primeros años del siglo XXI, estuvieron enmarcados en sus principios.

Por las décadas de los noventas y dos mil, la consolidación del neoliberalismo en el país y las políticas de focalización llevaron a las y los terapeutas ocupacionales a desarrollar prácticas en ámbitos políticos y comunitarios con distintos grupos: población desplazada, comunidades indígenas, niñez trabajadora, personas con discapacidades, entre otros.

En las dos últimas décadas, al tiempo que penetran en la formación y la práctica los planteamientos de la ciencia de la ocupación, el Marco de Trabajo de la Asociación Americana de Terapia Ocupacional (AOTA, 2002, 2008, 2014, 2020) y el Modelo Canadiense del Desempeño Ocupacional (Townsend y Polatajko, 2007), se nutre la profesión de otras ciencias, como las sociales, políticas y la ingeniería. Asimismo, los movimientos de terapia ocupacional sin fronteras (Kronenberg *et al.*, 2007, 2010; Sakellariou y Pollard, 2016), terapias ocupacionales desde el Sur (Simó *et al.*, 2016), entre otras apuestas críticas y de frontera que reconocen una perspectiva social y política de la profesión, entran a hacer parte del repertorio de conocimientos y marcos de referencia en los cuales se mueve la profesión en Colombia.

Parte importante del conocimiento explícito de la profesión se encuentra en la Revista Ocupación Humana, que nació en 1984 bajo el nombre *Acción*, editada por la Asociación Colombiana de Terapia Ocupacional. Aunque la revista dejó de circular entre 2008 y 2012, se reactivó en el segundo semestre de 2013 y se transformó en 2017 en una revista electrónica de acceso abierto que actualmente está indexada en cinco bases de datos y directorios internacionales. De otra parte, la publicación de libros, capítulos y artículos en diferentes revistas por parte de terapeutas ocupacionales de Colombia ha venido creciendo desde las primeras apuestas en los años noventa.

---

8   En el 2004, la organización curricular del programa académico de la Universidad del Valle se inspiró en este modelo.

Definiciones de terapia ocupacional

Las definiciones de Terapia Ocupacional han transitado, de considerarse un medio para otras profesiones a la búsqueda de una identidad y sentido de existencia basado en la ocupación en los distintos campos del desempeño profesional. Aun así, siguen siendo limitadas frente a los desarrollos y la diversidad de las prácticas (ver ejemplos en la tabla 1).

Tabla 1 – Algunas definiciones de Terapia Ocupacional en Colombia

Año	Definición de Terapia Ocupacional
1968?	"Una forma de tratamiento empleada en la rehabilitación médica de niños y adultos que sufren de enfermedades físicas o mentales. Se utilizan ciertas actividades con el fin de mejorar las capacidades físicas o reacciones mentales del paciente" (Pardo, s.f. p. 7).
1970	"Un medio que emplea la medicina de rehabilitación para el tratamiento de aquellos seres humanos incapacitados física y mentalmente, cualquiera que sea su origen [...] les permite alcanzar independencia máxima, restauración de sus actividades físicas, mentales, emocionales, vocacionales y sociales" (Moncaleano, 1970).
1982	"Es una modalidad sistematizada de prevención, tratamiento y rehabilitación de algunas enfermedades físicas, mentales o sociales" (Ley 31/1982, art. 1).
1998	"Estudia, suministra y gestiona servicios relacionados con la naturaleza y las necesidades ocupacionales de las personas y de las comunidades, sus discapacidades, su prevención y rehabilitación. Utiliza procedimientos basados en: ocupaciones de autocuidado, juego/tiempo libre, trabajo/escolaridad; relaciones interpersonales; análisis y ajustes del medio ambiente; tecnología de rehabilitación. Estos procedimientos tienen el propósito de promover, conservar y restaurar el desempeño ocupacional del individuo" (ICFES y ACTO, 1998, p. 13).
2005	"Es una profesión liberal de formación universitaria que aplica sus conocimientos en el campo de la seguridad social y la educación y cuyo objetivo es el estudio de la naturaleza del desempeño ocupacional de las personas y las comunidades, la promoción de estilos de vida saludables y la prevención, tratamiento y rehabilitación de personas con discapacidades y limitaciones, utilizando procedimientos de acción que comprometen el autocuidado, el juego, el esparcimiento, la escolaridad y el trabajo como áreas esenciales de su ejercicio" (Ley 949/2005, art. 1).
2018?	"Comprende las capacidades y discapacidades del desempeño ocupacional en la realidad multicultural colombiana y en el contexto internacional; evalúa, suministra, gestiona y actualiza servicios ocupacionales estratégicos de alta calidad y efectividad a personas y grupos sociales; y se mueve en diversos escenarios científicos, académicos, profesionales y civiles, donde demuestra ser influyente para la formulación y cumplimiento de proyectos novedosos y de impacto social" (Universidad Nacional de Colombia, s.f.).

Fuente: elaboración propia.

En este recorrido por los conocimientos y las definiciones se evidencia la búsqueda permanente de fundamentación conceptual y la construcción de corrientes de pensamiento en los mundos disciplinados del conocimiento, con marcos estructurales que den consistencia, coherencia, límites e identidad. A la vez, emergen saberes indisciplinados, como las propuestas de terapia ocupacional sin fronteras y terapias ocupacionales del Sur, que recobran el sentido de la praxis y el reconocimiento del sujeto, se inspiran en las realidades, las teorías críticas y decoloniales, entre otras corrientes liberadoras.

Asociaciones y agremiaciones

Nos referimos a organizaciones sin ánimo de lucro que convocan, en este caso, a profesionales o estudiantes alrededor de la defensa de derechos y luchas por el reconocimiento. Soportados en las teorías de redes, estos escenarios tendrían por lo menos tres funciones: construir identidad, realizar incidencia política y construir conocimiento (Edwards y Tapia, 1995).

En términos de identidad, la consolidación del Colegio Colombiano de Terapia Ocupacional, desde su nacimiento en 1972, es representativa. Esta organización se afilió a la WFOT en 1974 y participó de la creación de la Confederación Latinoamericana de Terapeutas Ocupacionales (CLATO) en 1997 (ACTO, 2020). Colombia ha sido sede de dos congresos latinoamericanos de terapia ocupacional y en 2016 acogió la 32º Reunión del Consejo Mundial de la WFOT. Actualmente tres integrantes del Colegio hacen parte de los equipos directivos de estas organizaciones, Margarita González y Liliana Álvarez en la Federación Mundial y Alexander Agudelo en la Confederación Latinoamericana.

Las organizaciones de estudiantes han sido también fundamentales en la movilización del conocimiento y la incidencia política. Con esfuerzos en distintas generaciones, se referencian encuentros nacionales en 1991, 1998 y anualmente entre los años 2011 y 2019.

En 2001 se creó la Asociación Colombiana de Facultades de Terapia Ocupacional (Acolfacto). Desde entonces, ha promovido encuentros docentes y se ha articulado con la Asociación/Colegio en algunas iniciativas de gestión del conocimiento e incidencia política. Asimismo, en 2016 se configura el Sindicato Nacional de Profesionales de Fisioterapia, Fonoaudiología y Terapia Ocupacional (Sinalprofft) y en 2017 la Asociación Colombiana de Integración Sensorial (ACIS). A su vez, desde algunas áreas de ejercicio profesional se han configurado redes que promueven el intercambio de información y la actualización profesional, y en ocasiones actúan como órganos de consulta y apoyo a las labores del Colegio y la Asociación de Facultades.

En términos de incidencia política, la entonces Asociación Colombiana de Terapia Ocupacional lideró los procesos que llevaron a la regulación de la profesión en el país con las leyes 31/1982 y 949/2005. Una nueva reforma de la ley profesional está en curso.

El cambio de razón social, de Asociación a Colegio Colombiano de Terapia Ocupacional, se realizó en 2011, teniendo en cuenta las disposiciones de ley para la delegación de funciones públicas. El 9 de octubre de 2018, el Colegio recibió las funciones públicas delegadas por el Estado: registro y actualización en el Registro Único de Talento Humano en Salud- ReTHUS, trámite y entrega de la Tarjeta Única de Identificación de Talento Humano en Salud o Tarjeta profesional y permisos transitorios a profesionales extranjeros (Martínez y Ramírez, 2019).

Desde finales de los noventa los escenarios de incidencia política se han diversificado y ampliado, por ejemplo, el trabajo conjunto con el ICFES para la modernización de los programas académicos, antes mencionado. En 2003, el desarrollo de los exámenes de calidad de la educación superior (ECAES)[9] para terapia ocupacional fue producto de la alianza entre la Universidad Nacional, la Asociación de Facultades y la Asociación Colombiana de Terapia Ocupacional. Recientemente, los escenarios se relacionan con grupos poblacionales y el ejercicio profesional.

En cuanto a la construcción de conocimiento, las funciones del Colegio incluyen, entre otras, la consolidación de los congresos colombianos de terapia ocupacional, que se realizan desde 1978 y han tenido 16 versiones, la edición y publicación de la Revista Ocupación Humana y la realización y entrega del premio de investigación (CCTO, 2011), que para 2016 llegó a su décima versión.

Reflexiones finales

La muestra museográfica ha sido un dispositivo útil para develar, comprender y propiciar conversaciones acerca del devenir de la terapia ocupacional y de las y los terapeutas ocupacionales en Colombia. Quedan como retos el posicionamiento del saber construido y el diálogo horizontal con los saberes y prácticas de otros lugares del mundo.

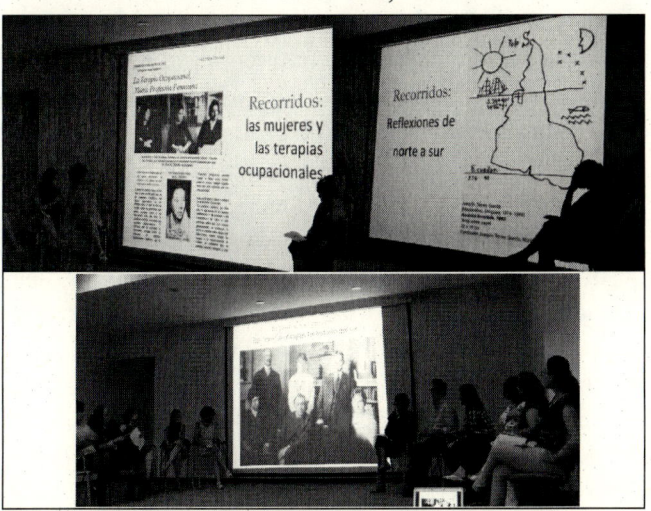

Figura 5 – Conversatorio en la inauguración de la muestra en la Universidad del Valle. Cali, 3 de marzo de 2017

Fuente: archivo fotográfico del grupo.

---

9   Actualmente denominados Saber-Pro.

Las dinámicas sociopolíticas y económicas del país, en estos más de sesenta años de conflicto armado, conllevan tensiones entre la formación universitaria, la realidad laboral, la prestación de los servicios y las necesidades y deseos de las personas con quienes trabajamos. En el siglo XXI, la terapia ocupacional enfrenta el desafío de avanzar en la configuración de un campo de saberes y prácticas que no se anulen entre sí.

Por otra parte, se esperaría que nos arriesguemos a proponer definiciones de terapia ocupacional que respondan a los conocimientos, los saberes, las prácticas y las realidades culturales y sociopolíticas de la profesión en el país.

Las historias de las terapias ocupacionales se cruzan con las historias de las mujeres y su lugar en estas historias. Ellas han buscado robustecer y proyectar la profesión en el país con compromiso político, ético y humano. La discusión sobre el género apenas ha comenzado.

Una de las debilidades históricas de las y los terapeutas ocupacionales en Colombia ha sido la capacidad de agremiación y trabajo colectivo. Si bien existen escenarios, pareciera necesario fortalecer la formación política para ampliar la comprensión, la participación y el liderazgo en los procesos colectivos y democráticos de la profesión y del país. Se hace necesario fortalecer las agremiaciones, la práctica política, la actuación en red al interior de Colombia y con el resto del mundo como protección frente a los efectos deshumanizantes, individualizantes y alienantes del neoliberalismo en la vida de las personas.

Construir las historias de las terapias ocupacionales colombianas significa entretejer los recorridos personales con las historias sociales, políticas y económicas locales, regionales y nacionales, y avanzar en la comprensión de los acontecimientos y relaciones con el continente y el mundo. En este sentido, la muestra es también una invitación a los programas de formación a incluir en sus currículos asignaturas, trabajos de grado, semilleros de investigación sobre las historias de las terapias ocupacionales en Colombia. La historia de cada región es un saber potente para las identidades colectivas.

Agradecimientos: A todas las personas e instituciones que han apoyado los procesos de la muestra museográfica: estudiantes y colegas, Escuela Nacional del Deporte, Universidad Mariana, Universidad Metropolitana, Universidad Nacional de Colombia, Universidad de Pamplona, Universidad de Santander (Bucaramanga y Cúcuta), Escuela Colombiana de Rehabilitación, Universidad del Valle, Colegio Colombiano de Terapia Ocupacional, Federación Mundial de Terapeutas Ocupacionales, Red de Estudiantes de Terapia Ocupacional, Fundación Diversidad y Universidad de Santiago de Chile.

REFERENCIAS

Acosta, L., Cabrera, D., & Rodríguez, C. (1986). Experiencia de la terapia ocupacional con una comunidad damnificada. *Acción, 1*(4), 55-62.

Agencia de Noticias Univalle (2017, 2 de marzo). *Historia de terapias ocupacionales en Colombia.* Universidad del Valle. https://www.univalle.edu.co/salud/historia-de-terapias-ocupacionales-en-colombia

Agüero, M. (2011). Conceptualización de los saberes y el conocimiento. *Decisio*, 30, 16-20.

Álvarez, L. (1994). Terapia Ocupacional en el sector educativo colombiano: una perspectiva histórica y de modernización. *Revista Ocupación Humana, 5*(3), 9-17.

Álvarez, L. (1995). Bienestar ocupacional del escolar. Un programa de atención a poblaciones escolarizadas. *Revista Ocupación Humana, 6*(2), 23-33.

American Occupational Therapy Association [AOTA] (2002). The Occupational Therapy Practice Framework: Domain & Process (1st edition). AOTA.

American Occupational Therapy Association [AOTA] (2008). The Occupational Therapy Practice Framework: Domain & Process (2nd edition). AOTA.

American Occupational Therapy Association [AOTA] (2014). The Occupational Therapy Practice Framework: Domain & Process (3rd edition). AOTA.

American Occupational Therapy Association [AOTA] (2020). The Occupational Therapy Practice Framework: Domain & Process (4th edition). AOTA.

Asociación Colombiana de Terapia Ocupacional. (2020). Historia de la Asociación Colombiana de Terapia Ocupacional [Original publicado en 2010?]. *Revista Ocupación Humana, 20*(2), 65-68. https://doi.org/10.25214/25907816.1071

Barrera, D. (1997). Perfil de formación del terapeuta ocupacional en la Corporación Universitaria de Santander. *Revista Ocupación Humana, 7*(2), 69-74. https://doi.org/10.25214/25907816.1247

Boom, A.M. (2012). *Verdades y mentiras sobre la escuela*. IDEP.

Bravo, M., Reyna, J., & Rodríguez, C. (2015). *Informe proyecto de profundización sobre la historia de la Terapia Ocupacional en Cali, Colombia*. [Informe de profundización, Universidad del Valle].

Bravo, M., Cruz, J., Reina, J., & Rodríguez, C. (2016). Los talleres y los oficios en la terapia ocupacional de Santiago de Cali en la década de 1980. En C. Duarte (ed.), *Cincuenta años ocupando contextos, transformando vidas. Memorias del XVI Congreso Colombiano de Terapia Ocupacional* (p. 113). Colegio Colombiano de Terapia Ocupacional. https://doi.org/10.25214/25393766.congresoXVI

Bravo, N., Gómez, L., Rodríguez, L., García, S., Duarte, C., Fernández, A., & Cruz, J. (eds.). (2016, febrero). *Boletín Informativo n.º 3 - Historias de las Terapias Ocupacionales en Colombia*.

Cáceres, A. Z., & García, G. J. (2015). *Surgimiento y desarrollo de la terapia ocupacional en Pamplona y su provincia* [Trabajo de grado de pregrado, Universidad de Pamplona].

Camargo, N. (2016). *Terapia ocupacional: una perspectiva histórica desde la Universidad Nacional de Colombia (1990 - 2015)* [Trabajo de grado de pregrado, Universidad Nacional de Colombia].

Castillo, J., & Varón, V. (2017). Desempeño Ocupacional Realizante: una mirada a su trayectoria, aportes a su fundamentación teórica. *Revista Ocupación Humana*, 17(1), 7–24. https://doi.org/10.25214/25907816.153

Chilatra, O., García, D., Hoyos, N., & Medina, M. (2016). *Historia de los saberes y las prácticas de la terapia ocupacional en el sector educativo en el municipio de Santiago de Cali en el periodo 1979 a 1994* [Trabajo de grado de pregrado, Universidad del Valle].

Cruz, J., Duarte, C., García, S., & Fernández, A. (2018, 1 de diciembre). Historias de terapias ocupacionales colombianas. Reflexiones a partir de una experiencia de indagación colectiva [ponencia]. 1er Encuentro de terapias ocupacionales desde el Sur. Praxis latinoamericanas. Santiago de Chile, Chile.

Colegio Colombiano de Terapia Ocupacional [CCTO] (2011). *Estatutos Colegio Colombiano de Terapia Ocupacional*.

Colegio de Terapeutas Ocupacionales de Chile, Caro-Vines, P., Morrison, R., & Palacios, M. (eds.) (2015). *Cincuenta años de terapia ocupacional en Chile*. Ediciones On Demand.

Congreso de Colombia (1982, 25 de octubre). Ley 31 de 1982. Por la cual se regula la profesión de Terapia Ocupacional y se dictan otras disposiciones. *Diario oficial n.º 36.124*.

Congreso de Colombia (2005, 17 de marzo). Ley 949 de 2005. Por la cual se dictan normas para el ejercicio de la profesión de terapia ocupacional en Colombia, y se establece el Código de Ética Profesional y el Régimen Disciplinario correspondiente. *Diario Oficial n.º 45.853*. http://www.secretariasenado.gov.co/senado/basedoc/ley_0949_2005.html

Consejo Superior Universitario (1966). *Acuerdo 4 de 1966. Por el cual se crean las carreras de Terapia Física, Terapia Ocupacional y Terapia del Lenguaje de la Facultad de Ciencias de la Salud*. Universidad Nacional de Colombia.

Cuartas, E. (1997). Escuela Colombiana de Rehabilitación. *Revista Ocupación Humana*. 7(2), 39-48. https://doi.org/10.25214/25907816.1243

De Bastidas, M. (1993). Aportes de la Terapia Ocupacional al Sector Laboral. Parte I: Condiciones de Trabajo. *Revista Ocupación Humana*, 5(2), 9-18.

De Bastidas, M. N. & Murgueítio, M. (1994). El terapeuta ocupacional en la perspectiva de un modelo ecológico. En Grupo Ocupación y Realización Humana, *Terapia ocupacional y universidad* (pp.73-83). Universidad Nacional de Colombia.

Duarte, C. (2019). Terapia Ocupacional entre culturas: una reflexión desde la diversidad colombiana. *World Federation of Occupational Therapists Bulletin*, 75(2), 83-89. https://doi.org/10.1080/14473828.2019.1657758

Duarte, C. & Bravo, D. (2016). Terapia Ocupacional en el sector trabajo: formación y prácticas en Barranquilla, Colombia, 1996-2016. *Revista Ocupación Humana*, 16(2), 46-67. https://doi.org/10.25214/25907816.135

Duarte, C., Fernández, A., Cruz, J., & García, S. (2016). Precursores de la terapia ocupacional en Colombia: sujetos, instituciones, oficios. *Revista Ocupación Humana*, 16(2), 93-109. https://doi.org/10.25214/25907816.140

Edwards, V., & Tapia, G. (1995). Redes desde la sociedad civil: propuestas para su potenciación. Análisis del impacto cualitativo de las redes del CEAAL: discusión teórico-metodológica y conceptual. *La Piragua. Revista Latinoamericana de Educación y Política, 11*(2), 109-134.

Escobar, X., & Rodríguez, L. (2015). *Terapia ocupacional: una perspectiva histórica desde la Universidad Nacional de Colombia (1966- 1989)* [Trabajo de grado de pregrado, Universidad Nacional de Colombia].

Fernández, A., Cruz, J., García, S., & Duarte, C. (2016a). Historias de las terapias ocupacionales en Colombia: reconociendo los múltiples orígenes. En C. Duarte (ed.), *Cincuenta años ocupando contextos, transformando vidas. Memorias del XVI Congreso Colombiano de Terapia Ocupacional* (pp. 103-104). Colegio Colombiano de Terapia Ocupacional. https://doi.org/10.25214/25393766.congresoXVI

Fernández, A., Cruz, J., García, S., & Duarte, C. (2016b). Taller Dejar huella... perspectiva de investigación en clave histórica. En C. Duarte (ed.), *Cincuenta años ocupando contextos, transformando vidas. Memorias del XVI Congreso Colombiano de Terapia Ocupacional* (p. 146-147). Colegio Colombiano de Terapia Ocupacional. https://doi.org/10.25214/25393766.congresoXVI

Fernández, A. y Duarte, C. (2017). El Centro de Educación Especial del Hospital Pediátrico de La Misericordia. En G. Silva, C. Sánchez, & S. Restrepo (eds.), *Ciencias de la Vida. Colección del Sesquicentenario* (pp. 324-353). Universidad Nacional de Colombia.

Flórez, M., Bravo, D., & Duarte, C. (2016). Historia del programa de terapia ocupacional de la Universidad Metropolitana de Barranquilla. En C. Duarte (ed.), *Cincuenta años ocupando contextos, transformando vidas. Memorias del XVI Congreso Colombiano de Terapia Ocupacional* (p. 114). Colegio Colombiano de Terapia Ocupacional. https://doi.org/10.25214/25393766.congresoXVI

Fuentes, M., Cuello, L., Contreras, J., & Díaz W. (2016). Restrospección del desempeño profesional del terapeuta ocupacional en el Norte de Santander. En C. Duarte (ed.), *Cincuenta años ocupando contextos, transformando vidas. Memorias del XVI Congreso Colombiano de Terapia Ocupacional* (p. 56). Colegio Colombiano de Terapia Ocupacional. https://doi.org/10.25214/25393766.congresoXVI

Gómez, A. M. (2000). Intervención de Terapia Ocupacional con la población privada de la libertad. *Revista Ocupación Humana*, *8*(3), 70-84. https://doi.org/10.25214/25907816.515

Gómez, L., Palma, D., & Rodríguez, L. (2016). Mujer ciudadana, universitaria y terapeuta ocupacional. Contrastes contextuales de los años sesentas y setentas desde la Universidad del Valle y la Universidad Nacional de Colombia. *Revista Ocupación Humana*, *16*(2), 81-92. https://doi.org/10.25214/25907816.139

Gómez, A. M., & Munévar, D. (1996). Trabajo y educación en las cárceles colombianas. *Revista Ocupación Humana, 6*(3), 43-53.

Gómez, S. & Imperatore, E. (2010). Desarrollo de la terapia ocupacional en Latinoamérica. *Revista Chilena de Terapia Ocupacional*, (10), 123-135.

Gómez, L. & Palma, D. (2015). *Informe proyecto de profundización sobre la historia de la Terapia Ocupacional en Cali, Colombia* [Informe de profundización, Universidad del Valle].

Grupo HiTOs (2014, 28 de octubre). *Boletín de prensa n.º 1.*

Guerrero, K. & Ortiz, J. (2016). 45 años de formación en terapia ocupacional en la Escuela Colombiana de Rehabilitación. En C. Duarte (ed.), *Cincuenta años ocupando contextos, transformando vidas. Memorias del XVI Congreso Colombiano de Terapia Ocupacional* (p. 115). Colegio Colombiano de Terapia Ocupacional. https://doi.org/10.25214/25393766.congresoXVI

Gumbrecht, H. & Mazzucchelli, A. (2005). *Producción de presencia: lo que el significado no puede transmitir.* Universidad Iberoamericana.

Kielhofner, G. (1985). *A model of human occupation.* Willians y Wilkins.

Kronenberg F., Simó, S. & Pollard, N. (2007) *Terapia Ocupacional sin Fronteras: aprendiendo del espíritu de supervivientes*. Médica Panamericana.

Kronenberg, F., Pollard, N. & Sakellariou, D. (2010). *Occupational therapy without borders. Towards an ecology of occupation-based practices.* Churchill Livingstone.

Instituto Colombiano para el Fomento de la Educación Superior [ICFES] y Asociación Colombiana de Terapia Ocupacional [ACTO] (1998).

Modernización curricular para la creación y funcionamiento de programas académicos de pregrado en terapia ocupacional. ICFES.

Lourido, D. C., Goyes, L., Escobar, Y. & Rengifo, M. (2016). Historia de terapia ocupacional en Pasto, Colombia. En C. Duarte (ed.), *Cincuenta años ocupando contextos, transformando vidas. Memorias del XVI Congreso Colombiano de Terapia Ocupacional* (p. 55). Colegio Colombiano de Terapia Ocupacional. https://doi.org/10.25214/25393766.congresoXVI

Martínez, C. y Ramírez, D. (2019, 8 de marzo). *Comunicado*. Colegio Colombiano de Terapia Ocupacional.

Medina, M. (2016). *Informe proyecto de profundización sobre la historia de la Terapia Ocupacional en Cali, Colombia* [Informe de profundización, Universidad del Valle].

Moncaleano, L. (1970, 12 de mayo). Métodos modernos en rehabilitación física en ICSS. *El País*. Sección Femeninas.

Monzeli, G., Morrison, R. & Lopes, R. E. (2019). Histórias da terapia ocupacional na América Latina: a primeira década de criação dos programas de formação professional. *Cadernos Brasileiros de Terapia Ocupacional, 27*(2), 235-250. https://doi.org/10.4322/2526-8910.ctoAO1631

Morales, L. (2010). La escritura-objeto en los museos de historia. *Intervención, 1*(1), 30-38.

Nabergoi, M., Mattei, M., Bottinelli, M. M., Muholland, M., Martínez, M. M., Spallato, N. & Zorzoli, F. J. (2011). *Creación e institucionalización de la Terapia Ocupacional en Argentina. Los comienzos de la formación y el desempeño profesional de terapeutas ocupacionales en Argentina desde la apertura de la Escuela Nacional de Terapia Ocupacional* [Proyecto de investigación SJ10/48, Universidad Nacional de San Martin].

Navas, A. (2015). Palabras de Aida Navas durante la celebración de los 45 años de egreso del primer grupo de terapeutas ocupacionales de la Universidad Nacional de Colombia. *Revista Ocupación Humana. 15*(1), 48-54. https://doi.org/10.25214/25907816.44

Pardo, J. (s.f.). *Prospecto de las carreras de terapia*. Universidad Nacional de Colombia.

Rodríguez, C. (2016). *Recuperando la memoria viva* [video]. Departamento de la Ocupación Humana, Universidad Nacional de Colombia.

Rodríguez, L., García, S., Duarte, C., Fernández, A. & Cruz, J. (eds.) (2015, septiembre). *Boletín informativo n.º 2 - Historias de la terapia ocupacional en Colombia*.

Rodríguez, L. & Escobar, X. (2016). Terapia ocupacional: una perspectiva histórica desde la Universidad Nacional de Colombia (1966-1989). En C. Duarte (ed.), *Cincuenta años ocupando contextos, transformando vidas. Memorias del XVI Congreso Colombiano de Terapia Ocupacional* (pp.160-161). Colegio Colombiano de Terapia Ocupacional. https://doi.org/10.25214/25393766.congresoXVI

Rodríguez, L., Camargo, N. & Escobar, X. (2016a). Terapia ocupacional: una perspectiva histórica desde la Universidad Nacional de Colombia (1966-1989). *Revista Ocupación Humana, 16*(2), 26-45. https://doi.org/10.25214/25907816.132

Rodríguez, L., Fernández, A., García, S., Duarte, C. & Cruz, J. (eds.). (2016b, abril). *Boletín informativo n.º 4 - Historias de las Terapias Ocupacionales en Colombia*.

Rodríguez, L., Fernández, A., García, S., Duarte, C. & Cruz, J. (eds.). (2016c, diciembre). *Boletín informativo n.º 5 - Historias de las Terapias Ocupacionales en Colombia*.

Rodríguez, M. T. (1995). Estrategias de apoyo social a la tercera edad. *Revista Ocupación Humana, 6*(2), 39-48.

Saavedra, A. (1997). Fundación Universitaria Manuela Beltrán "UMB". Terapia Ocupacional. Formando líderes integrales en Terapia Ocupacional. *Revista Ocupación Humana, 7*(2), 58-63. https://doi.org/10.25214/25907816.1245

Sakellariou, D. & Pollard, N. (2016). *Occupational therapy without borders. Integrating justice with practice*. Elsevier.

Simó, A., Guajardo, F., Correa, S., Galheigo, S. & García, S. (eds.) (2016). *Terapias ocupacionales desde el Sur. Derechos humanos, ciudadanía y participación* Editorial USACH.

Testa, D. (2012). Aportes para el debate sobre los inicios de la profesionalización de la terapia ocupacional en Argentina. *Revista Chilena de Terapia Ocupacional, 12*(1), 72-87. https://doi.org/10.5354/0719-5346.2012.22054

Torres, A. (2014). *Hacer historia desde abajo y desde el Sur*. Desde Abajo.

Torres, M. (1993). El terapeuta ocupacional, un profesional clave en el bienestar del trabajador y la productividad de la empresa. *Revista Ocupación Humana, 5*(2), 35-38.

Torres, M. (1995). *Bienestar ocupacional del trabajador* [Programa académico de campo]. Universidad Nacional de Colombia.

Townsend, E. A. & Polatajko, H. J. (2007). *Enabling occupation II: Advancing an occupational therapy vision for health, well-being and justice through occupation.* CAOT Publications ACE.

Trujillo, A. (1987). Reflexiones sobre la identidad del terapeuta ocupacional. *Acción, 2*(1), 33-47.

Trujillo, A. (1989). Perspectiva histórica sobre la disciplina de la ocupación humana. *Revista Ocupación Humana, 3*(1), 9-23.

Trujillo, A. (1994). Modelo Desempeño Ocupacional y Realización Humana. En Grupo Ocupación y Realización Humana, *Terapia ocupacional y universidad* (pp. 99-114). Universidad Nacional de Colombia.

Trujillo, A. (1995). Desempeño Ocupacional Realizante. Un modelo sobre los propósitos de la terapia ocupacional. Revista Ocupación Humana, 6(2), 11-22.

Trujillo, A. (2002). *Terapia Ocupacional: conocimiento y práctica en Colombia.* Universidad Nacional de Colombia.

Trujillo, A., Laserna, R., Álvarez, L., Torres, M. y Zapata, M. V. (1990) *Propuesta de renovación curricular de la carrera de Terapia Ocupacional* [documento de trabajo]. Universidad Nacional de Colombia.

Trujillo, A., Álvarez, L., Torres, M. & Zapata, M. V. (1992). Orientación conceptual de una propuesta de renovación curricular de la carrera de Terapia Ocupacional. En Departamento de Terapias, *Propuesta de renovación curricular para la carrera de Terapia Ocupacional* [documento de trabajo]. Universidad Nacional de Colombia.

Universidad Nacional de Colombia (s.f.) *Descripción del programa: Terapia Ocupacional.* Facultad de Medicina. http://medicina.bogota.unal.edu.co/formacion/pregrado/terapia-ocupacional/

Villamil, E. (2018). Terapia ocupacional en educación regular. Origen y trayectoria desde la Universidad Nacional de Colombia (1986-2006) [trabajo de grado de pregrado, Universidad Nacional de Colombia].

World Federation of Occupational Therapists [WFOT] (2022). *Human Resources Project 2022.* WFOT.

Zapata, M. V. (1994). Orientación en la formación universitaria de terapeutas ocupacionales en Colombia. En Grupo Ocupación y Realización Humana, *Terapia ocupacional y universidad* (pp. 11-18). Universidad Nacional de Colombia.

CAPÍTULO 5

CULTURA DE LA TERAPIA OCUPACIONAL EN EL PERÚ:
Percepción histórica y actual

Jenny Herrera

"La Terapia Ocupacional es un estilo de vida", palabras que cito explícitamente de mi maestra Alicia Herrera Bonilla para hablar de la Terapia Ocupacional culturalmente en mi país, pues dichas palabras marcaron los más importantes hitos de mi enlace con la profesión y con ello mi hacer y ser, lo cual me define también a "cultura". La TO en el Perú es novísima y aún desconocida, pues si de país hablamos, nuestras formas ocupacionales de vida han hecho que seamos centralistas en cuanto al acceso a los servicios, algo nada ajena para la Terapia Ocupacional peruana, sigue siendo una carrera que solo se estudia en la capital, la ciudad de los millones, Lima, pero apenas somos decenas de terapeutas ocupacionales; creo que, el factor capitalino, centralista y migrante; es decir, cultural, ha hecho que siga siendo ese el epicentro de la Terapia Ocupacional, dado que vivir en Lima o cumplir el sueño migrante de conseguir cosas mejores que en provincia hace que los terapeutas ocupacionales lo pensemos, repensemos, dudemos y evitemos enfrentarnos a otra cara y realidad distinta a Lima, al centro a la ciudad del desarrollo y crecimiento. No, no hablaré de políticas, pero si de cultura se trata es necesario dejar todos los posibles matices culturales que nos traspasan; entonces, eso proporciona el ingrediente de desconocida a la carrera en el país, porque el país no solo es Lima, el doble de población está fuera de Lima; además, del ingrediente de desconocimiento, también proporcionamos la pizca perfecta para el intrusismo profesional, siendo decenas y estando en un gran porcentaje en la capital, limita vigilar la profesión en Lima y fuera de esta.

Pero si veo primero los potenciales debo describir que, la terapia ocupacional en el Perú hoy por hoy puede decirse además de necesaria, demandada, parece ayer cuando un grupo de jóvenes ambiciosos iban a provincia a realizar sus prácticas profesionales en lugares donde no se contaba con terapeuta ocupacional en el servicio de Terapia Ocupacional que ofertaban algunas y casi ninguna institución, eran los años 2017 y 2018 cuando más estudiantes del pregrado hicieron sus internados externamente de Lima; fueron estas generaciones y las venideras que aún en contexto de pandemia, han sido responsables de incrustar en las mentes de autoridades, profesionales y ciudadanos en general que era momento de incluir al terapeuta ocupacional, que el rol del terapeuta ocupacional en cualquiera de las áreas de desempeño es importantísimo, que no puede dejarse de lado este tipo de atención, tan compleja, tan necesaria, pero poco demandada.

Hace unos años cuando redactaba unas líneas sobre la realidad de la Terapia Ocupacional en el Perú, anotaba con pesimismo que solo 2 casas de estudio universitarias cuentan con la carrera, sigue pasando lo mismo, pero los terapeutas ocupacionales han comenzado a tomar la batuta y a no mirar desde un costado, hoy el terapeuta ocupacional peruano sueña con ser parte de la creación de más programas en casas de estudio descentralizadas atendiendo no solo a la necesidad, sino a la demanda del país por terapeutas ocupacionales, actualmente, todos los días se solicitan terapeutas ocupacionales en la capital y en provincia (interior del país).

Como hacía hincapié anteriormente han sido esas almas jóvenes e intrépidas que cogieron sus maletas y fueron allí donde iban a estar rodeados de un mundo desconocido, profesionales con una formación, visión y costumbres distintas, a su vez usuarios y comunidades diversas, complejas y diferentes a lo conocido en las materias llevadas en la metrópoli limeña, asumieron ese reto porque sus docentes y experiencias ocupacionales estaban dando frutos; así que, es destacable que los docentes de los programas formadores de Terapia Ocupacional sean el primer paso de empoderamiento en conocimiento, en preparación para la interacción con los entornos y sobre todo en la esencia de ser "TO", "TOcito", como se llama al colega en su pregrado. Probablemente luego de estas líneas algunos recordaremos nuestro paso por las aulas y críticamente y juiciosamente diremos en nuestras mentes, *¡qué cosa!, ¿a mí no me enseñaron a salir de la burbuja del consultorio?, ¿a mí no me prepararon culturalmente?, ... y entonces repregunto… ¿acaso no somos terapeutas ocupacionales?, ¿acaso nuestras bases filosóficas no son claras en ello?*, son características innatas o aprendidas nuestras habilidades empáticas, de respeto, de adaptación, de exploración, de negociación; todo esto se coloca en práctica al cambiar contextos, ocupaciones, roles, tareas, y demás al ir al interior del país solos; "colegas de pregrado", seguro me lo refutarán algunos, yo soy de esos TO que cree que somos la comunidad de Terapia Ocupacional, esa premisa nos facilita crecer, avanzar y desarrollar proyectos ocupacionales como profesión.

Quizá tome mucho a provincia y al interior del país para hablar de la Terapia Ocupacional en el Perú en este 2022, lo hago porque es lo que estamos logrando como terapeutas ocupacionales peruanos, como premio al medio siglo de programa en el Perú, tanto los TO de pregrado, egresados y de posgrado estamos saliendo del centralismo, del encasillamiento de Lima y/o consultorio, en 5 años se ha hecho en pasos agigantados para la cantidad de terapeutas ocupacionales que somos.

Se tiene por primera vez plazas de Terapia Ocupacional en todo el país, pues se incluye la labor trascendental del TO en los diversos Centros Comunitarios de Salud Mental que se siguen creando debido a la pandemia y la pos pandemia SARS COV-2, nos faltan terapeutas ocupacionales lamentablemente, como ya lo referí al inicio de este escrito, una ola de intrusismo profesional, lo cual transgrede día a día la salud y el bienestar de los peruanos; también por primera vez se tienen servicios de Terapia Ocupacional con terapeuta ocupacional en las 3 regiones geográficas del Perú, costa, sierra y selva, lo cual alimentará científicamente, culturalmente y socialmente a la carrera, en mi percepción estos datos serán mejores en unos años, teniendo terapeutas ocupacionales en cada región política y si nos lo proponemos teniendo abierto nuevos programas fuera de la capital.

Así como las ocupaciones de cada persona son únicas, la terapia ocupacional en cada institución, ciudad, región y país es única, porque es atravesada por sus contextos ocupacionales y propias realidades del terapeuta ocupacional, su servicio, usuarios y entornos físicos y sociales en cada lugar, por ello el terapeuta ocupacional en el interior del país o fuera de Lima tiene una gama de oportunidades y roles ocupacionales, pues tiene el alcance más pronto que en Lima: de los medios de comunicación, las autoridades locales, regionales, de salud, de educación y de otros sectores básicos para la gestión del profesional como tal y de la carrera; no obstante, es una mochila más grande.

En este sentido, cabe rescatar las acciones de los terapeutas ocupacionales en estos últimos años de manera general y al interior del país; la comunicación de la terapia ocupacional ha sido clave, al mismo ritmo que las redes sociales y el internet avanzaron los terapeutas ocupacionales comenzaron a generar contenidos virtuales, charlas, talleres y ponencias físicas y en línea: para la población y otros profesionales con el apoyo estratégico de instituciones gubernamentales, de salud, de educación, organizaciones sin fines de lucro, prensa y demás actores de la sociedad, sencilla y difícilmente nos estamos mostrando.

Otras acciones resaltantes son la incursión de los terapeutas ocupacionales en más campos de trabajo y emprendimientos variados; vale decir, dentro del área de salud brinda servicio ambulatorio u hospitalario, en instituciones del primer nivel de atención como en el mayor nivel vinculado a la investigación, creación de más centros y consultorios propios de terapia ocupacional en el ámbito privado, prestación a mayor rango etario, mayor enfoque a las necesidades ocupacionales sobre los diagnósticos, haciendo que el TO se desenvuelva donde hay ocupación, mayor interés en una identidad ocupacional como terapeutas ocupacionales, más docentes propios de la carrera y mucho de más, porque contextualmente, culturalmente y recíprocamente hay una apertura y posicionamiento en la sociedad sobre el bienestar, el cuidado y la salud.

En el interior del Perú se rema con más fuerza para enseñar, orientar y guiar sobre temáticas y grupos sociales muy ligados al terapeuta ocupacional, como lo es la discapacidad en todas sus aristas, si bien comentaba sobre la necesidad y demanda del TO, ambas están, aunque la demanda la hacen más las instituciones, jefes y directores que las personas que requieren terapia ocupacional, pues las convicciones, creencias y aspectos culturales todavía son de minusvalía, de castigo, de chamanismo, si eso sucede con esas poblaciones, es más complejo y es menor el interés por la salud y bienestar como prevención, o necesidad imperiosa; tales convicciones, cambian según el lugar, las ciudades grandes ya están más educadas, las ciudades más lejanas con brechas incluso en servicios como el agua tienen una barrera con el profesional de salud en general, eso hace menos comprensible a la terapia ocupacional, asimismo la mayoría de profesionales espacialmente en salud mantienen un modelo médico, siendo estos desafíos para el la terapia ocupacional fuera de Lima y genera demoras en la implementación de servicios de TO en el sector público o privado.

Luego de medio siglo de iniciada la Terapia Ocupacional en el Perú, existen términos e ilusiones que merecen discusiones, reflexiones y posiciones, somos TO, somos terapeutas ocupacionales, sin embargo delante de ese título somos tecnólogos médicos en terapia ocupacional por ley, ingresamos a la carrera de Tecnología Médica en el área o en la especialidad de Terapia Ocupacional, acabado el grado, nos graduamos como tecnólogos médicos y se nos reconoce en el colegio profesional al que pertenecemos como Licenciados Tecnólogos Médicos en Terapia Ocupacional, la cuestión acerca de ser Colegio de Terapeutas Ocupacionales del Perú o continuar estando en el Colegio Tecnólogo Médico del Perú lo dejo a la apreciación personal, colectiva y libre de la comunidad TO, lo cierto es que nuestra denominación entorpece el entendimiento de nuestro hacer, para los propios colegas tecnólogos, colegas de salud y la población; más allá de ello, los caminos a seguir en ambas de las situaciones son: difundir, difundir y difundir; sobre todo, seguir apasionados en nuestra ocupación, es nuestra mayor difusión y carta de presentación.

Hace una década una autoridad universitaria manifestaba, "parece que van a dejar de ser el patito feo de la carrera" (comparándonos con otras áreas de Tecnología Médica), no hemos dejado de serlo, porque no lo fuimos, somos una profesión que en el tiempo ha correspondido al contexto, a la cultura y a la sociedad peruana en la medida de nuestras posibilidades, con el capital humano con el que contamos, con las oportunidades que se nos dieron y que forjamos en el camino, hemos ido aprendiendo constantemente y enlazados, no necesariamente se ha hecho las actividades en pro de la terapia ocupacional peruana en equipo o en conjunto, pero siempre nos ha inspirado a cada TO el amor hacia la terapia ocupacional y hemos ido aportando.

No he sido muy estadística en mis líneas, he tratado de ser objetiva en mi subjetividad, nos quedan tareas muy arduas a la terapia ocupacional peruana, que para un mayor impacto no debe olvidar su alma, su espíritu y vinculación hacia las personas y los haceres como una visión y misión cultural, de la TO y hacia los usuarios, familias y comunidades, debe a la vez mantener arduamente su criticismo, análisis y responsabilidad científica, son también los años de mayor productividad escrita, aún faltan más producciones para los académicos y las poblaciones en general, sigamos con el cuidado a la labor, más que con celo, con preparación a cada cambio ocupacional del contexto, como es el caso de la pandemia, nos abre puertas y no podemos entrar en ellas, son pendientes básicos más posgrados, más licenciados, más investigación, más programas, descentralización, más exploración, aprovechemos las herramientas innovadoras, cooperemos entre latinos y sumemos los progresos de unos con los otros de manera institucional e individual; principalmente, agrupémonos, asociémonos, seamos parte de nuestras asociaciones y grupos profesionales, afiliémonos, exijamos derechos cumpliendo deberes, promovamos desde las aulas y ocupémonos de no parar.

CAPÍTULO 6

CONTEXTUALIZACIÓN, HISTORIA Y CULTURA DE TERAPIA OCUPACIONAL EN VENEZUELA

Velis Rodríguez
Gisela Blanco
María Eugenia Nahr

El tiempo presente y el tiempo pasado están ambos en el tiempo futuro, y el futuro está contenido en el pasado.
George Eliot (1819-1880).

Introducción

Revisar y escribir acerca de la historia de la terapia ocupacional en Venezuela, necesariamente implica hablar de nosotros mismos, pues todos y todas hemos sido parte de esta historia. Este proceso retrospectivo nos obliga a buscar fuentes de referencias que nos acerquen a nuestras raíces de una profesión que si bien importada del mundo anglosajón, se entreteje y toma forma propia entre los hilos que forman parte del entramado complejo en el que se va construyendo un país.

En Venezuela, se tiene disponible poca documentación escrita y publicada acerca de cómo fueron los inicios de la profesión, sin embargo, una gran parte de sus protagonistas siguen vivos y de forma oral hemos escuchado, de parte de ellas y ellos, generación tras generación las características y trascendencia de este comienzo.

En una publicación digital realizada en 2013 e impulsada y desarrollada por una comisión redactora designada en Asamblea ordinaria de la Federación Venezolana de Terapeutas Ocupacionales en abril de 2011; se logró consolidar la historia de la Terapia Ocupacional en nuestro país. Fruto del esfuerzo de esta comisión y de un grupo de colaboradores se estructuró la historia en cuatro vertientes: formación profesional, práctica profesional, actividad gremial nacional y actividad gremial internacional[1]. La misma se dio a conocer en el marco del X Congreso Latinoamericano y V Venezolano de Terapia Ocupacional.

La historia de la práctica específicamente ha sido dividida en los inicios y desarrollo de los más importantes centros de atención y programas tanto en las áreas de rehabilitación física como en psicosocial.

No obstante, el inicio de la terapia ocupacional en Venezuela conserva algunos aspectos comunes a otros países de la región, las secuelas de las guerras mundiales, la epidemia de poliomielitis que azotó algunos países latinoamericanos entre la década de los años 50 impulsó la rehabilitación y la incorporación de la terapia ocupacional en estos países[3,4].

El curso de estas raíces comunes tomó o se mantuvo en algunos caminos que prefiguran la identidad actual de la profesión en cada país de la región latinoamericana; idiosincrasia, cambios y dificultades en el orden económico, social y político, migraciones, mercado y globalización han sido entre otros factores los que han impactado, dando forma y contextualizando el surgimiento, desarrollo y formas de prácticas de la terapia ocupacional en Latinoamérica y en particular en Venezuela y mostrando como se manifiestan hoy en día[3,4].

Para el momento de la llegada oficial de la terapia ocupacional a Venezuela, el país experimentaba, en el orden político la permanencia de un régimen militar dictatorial, la humanidad se recuperaba aún de la segunda guerra mundial, se iniciaba una era de avances en neurología, surgen los medicamentos anti-psicóticos y se desarrollan las vacunas para la poliomielitis y otras enfermedades[5] que ya causaban estragos en Venezuela y otros países latinoamericanos.

Por su parte la terapia ocupacional experimentaba lo que Kielhofner[6] denomina la crisis de los años 50 y que ya advertían otros autores dentro de la profesión, como el descarrilamiento de la terapia ocupacional[7]. De esta manera, por presiones externas de disciplinas afines a la profesión, la terapia ocupacional migra hacia paradigmas más biomédicos, reduccionistas y mecanicistas para dar base y fundamento a sus prácticas[6]; de esta forma llega y se arraiga la terapia ocupacional en el país, sin abandonar del todo su paradigma y su valor originario: la creencia en la condición ocupacional del ser humano y de la ocupación misma como potencial terapéutico y como medio para el mantenimiento de la salud y el bienestar[6,8].

Esta forma de práctica aún coexiste con nuevas propuestas de prácticas y aproximaciones desde otros enfoques que en la actualidad enriquecen la diversidad de formas de hacer terapia ocupacional en Venezuela, Latinoamérica y el mundo.

Las siguientes décadas a la llegada de la profesión al país, se caracterizó por logros gremiales (fundación en 1966 de la actual Federación Venezolana de Terapia Ocupacional-FVTO), incremento de los programas de formación, la aprobación y re- aprobación de estos programas por parte de Federación Mundial de Terapia Ocupacional y el gran esfuerzo de la comunidad profesional en conjunto con la asociación gremial venezolana para elevar o profesionalizar el nivel académico[3], que se logra finalmente en el año 2005 con la aprobación de la licenciatura; contando también en la actualidad con los Programas Nacionales de Formación.

Durante estos años los principales campos de acción eran centros clínicos y de salud del área pública principalmente, con énfasis en la rehabilitación física en adultos y niños y la rehabilitación mental. La educación especial también se convierte en un área de ejercicio importante y paralelamente se hacen esfuerzos por activar y reactivar los programas de atención primaria en la comunidad [3,4].

Aunque se hace difícil precisar filosóficamente y conceptualmente las bases que fundamentaron la práctica durante estas décadas; es posible identificar la persistencia del paradigma, la cultura y los valores con los que se inicia la profesión en el país reforzado además por un sistema público de salud con énfasis en la curación y especialización de las diversas áreas de la medicina curativa y menos esfuerzos en la atención primaria, prevención de enfermedades, promoción de la salud y el bienestar humano.

Esto trajo como consecuencia un desarrollo de la terapia ocupacional local con debilidades en su proceso de identidad y de reconocimiento público y con formas de prácticas centrada en el paradigma biomédico dominante en todo el sector salud, no sin dejar de reconocer esfuerzos aislados o particulares de grupos de profesionales por romper y trascender el paradigma vigente para el momento. No obstante, este escenario no es aislado, al parecer algunas de estas formas de prácticas y estas características profesionales siguen siendo protagonistas en el desarrollo actual de la terapia ocupacional latinoamericana[9].

Históricamente el origen y el desarrollo posterior de la profesión ha sido permeado por los procesos de cambios políticos, económicos y sociales que vive el mundo y los países con su particularidades[5]. Venezuela no es la excepción, en los últimos años el país vive, difíciles cambios y movimientos de tipo político, económico y social que no escapan al orden mundial ni de la región, y que han generado grandes impactos sociales pues ha visibilizado profundas diferencias, contrastes y contradicciones que impactan y nos obliga a reflexionar y revisar nuestra cultura y formas de hacer terapia ocupacional, en el sentido de la pertinencia y respuesta que damos ante el efecto que tienen estos cambios en la cotidianidad y la forma de ocupación de los venezolanos y venezolanas [10.]

Los inicios de la Terapia Ocupacional en el país. La formación y sus alcances

El inicio de la formación de terapeutas ocupacionales en Venezuela tiene su génesis en octubre de 1953 con la llegada al país del Dr. Gustavo Gingras, experto en rehabilitación, miembro de la Organización de las Naciones Unidas (ONU), quien realizó un estudio conjuntamente con el Dr. Alejandro J. Rhode, representante del Instituto Venezolano de los Seguros Sociales (IVSS), sobre las condiciones existentes en nuestro país para el desarrollo del campo de la rehabilitación, con la finalidad de organizar un Centro Piloto de Rehabilitación que, con la asistencia técnica de la ONU, constituyera el primer paso para que en el futuro se estableciera el Centro Regional de Rehabilitación de las Naciones Unidas para América Latina, el cual tendría funciones asistenciales de carácter primordialmente nacional y actividades de alcance internacional[1,4].

El 9 de octubre de 1954, se inaugura en el Hospital José María Vargas de La Guaira, el "Centro Piloto de Rehabilitación de Incapacidades" del (IVSS), con técnicos especializados en Fisioterapia y Terapia Ocupacional enviados por las Naciones Unidas. Desde un comienzo fue evidente la necesidad de iniciar en alguna forma la capacitación de personas en estas áreas. Se comenzó instruyendo a un grupo de trabajadores del Instituto Venezolano de los Seguros Sociales (IVSS) que colaboraba con los técnicos en la aplicación de los métodos más simples y en la vigilancia de actividades sencillas realizadas por los pacientes a indicación de dichos técnicos[1,4].

Con la experiencia obtenida se consideró la necesidad de establecer programas de formación basados en el conocimiento de los aspectos fundamentales de Fisioterapia y Terapia Ocupacional, que permitieran un mejor aprovechamiento de la instrucción y en consecuencia, una colaboración más efectiva en el tratamiento de los pacientes. Con esta idea se concibe un programa de capacitación básico con una duración de ocho meses (enero – agosto de 1957), al final del cual se otorgó un certificado de Auxiliar de Rehabilitación. Este primer curso permitió egresar a doce (12) personas que inmediatamente pasaron a prestar servicio en diferentes instituciones, tanto públicas como privadas[1,4].

Entre Octubre de 1957 y Junio de 1958, se dicta un segundo curso del cual egresaron nueve (9) Auxiliares de Rehabilitación para terminar de cubrir la demanda inmediata que era imperiosa en este tipo de servicios; la experiencia derivada de la observación del trabajo de estos auxiliares, así como la afluencia creciente de personas en solicitud de tratamiento, hizo pensar en la necesidad de establecer cursos completos que permitieran el egreso continuo de Técnicos en Fisioterapia y Terapia Ocupacional[1,4].

Mediante la constante asistencia técnica de las Naciones Unidas y bajo la supervisión y asesoramiento del Dr. Gustavo Gingras, se elaboró un programa completo para un curso combinado de Fisioterapia y Terapia Ocupacional, con una duración de tres años y para el cual era requisito haber obtenido el título de Bachiller (estudios de secundaria completa), requisito que se consideró indispensable dada la extensión y profundidad con la cual se contemplaban las asignaturas a cursar en el pensum de estudio. Con estas bases, se procedió a fundar la Escuela Nacional de Rehabilitación del IVSS, efectuándose la primera graduación en 1962, de la cual egresaron ocho (8) personas a los que se les otorgó el título de Técnico en Fisioterapia y Terapia Ocupacional. En este mismo año el Ministerio de Educación, realiza la primera evaluación de los pensum de estudios de la Escuela Nacional de Rehabilitación del IVSS, siempre bajo los lineamientos y requisitos presentes en el ámbito mundial [1,4].

Como resultado de la evaluación, se recomendó iniciar la formación de profesionales en las carreras de Fisioterapia y Terapia Ocupacional con duración de dos (2) años. Para el año 1966 se incrementa a dos años y medio. Para el año 1970, por recomendación del Ministerio de Educación el periodo de formación se incrementa a tres años lo que se justificaba por la necesidad de cumplir con el número mínimo de trescientas horas exigidas por la reglamentación de la Federación Mundial de Terapeutas Ocupacionales como requisito para formar parte de ésta[1].

En el año 1967, con la asistencia técnica de la Organización Mundial de la Salud, a través de la Oficina Panamericana, en la Escuela de Salud Pública perteneciente a la Facultad de Medicina de la Universidad Central de Venezuela (UCV), se inicia un curso para la formación de Terapeutas Ocupacionales, con una duración de dos (2) años, los egresados obtendrían el Título de Técnico en Terapia Ocupacional. Para el año 1971, no se destinan recursos presupuestarios para dichas especialidades, pero se revisan los pensum de estudios, con el fin de reiniciar las actividades académicas para el año 1973[1].

Para el año 1972, se considera como necesidad prioritaria, que los estudios realizados en la Escuela Nacional de Rehabilitación del IVSS sean elevados a un nivel académico superior; a tal efecto, los directivos presentan un proyecto ante el Ministerio de Educación, lo que generó que este organismo ordenara una evaluación curricular de las especialidades de Fisioterapia y Terapia Ocupacional. De acuerdo con los resultados arrojados, en fecha 10 de Junio de 1975, mediante Decreto Presidencial Nº 973 (publicado en Gaceta Oficial Nº 36739), se crea el Colegio Universitario de Rehabilitación, otorgando a sus egresados el título de Técnico Superior en Rehabilitación en las menciones de Terapia Ocupacional o de Fisioterapia, con una formación extendida a tres años, dedicación exclusiva y horario completo (mañana y tarde)[1].

Mediante solicitud formulada ante el Ministerio de Educación en el mes de Junio de 1999, por Decreto Nº 192 de la Presidencia de la República, se reforma parcialmente el Decreto Nº 973, modificándose la denominación del Colegio para añadir como epónimo el nombre de May Hamilton, insigne Terapeuta Ocupacional, de origen canadiense, quien fuera pionera del ejercicio de la terapia ocupacional en nuestro país dedicando 24 años de su vida profesional a la formación de recursos humanos, a la promoción y desarrollo de los servicios de terapia ocupacional y a la organización de una Asociación de Terapeutas Ocupacionales[1].

En vista de que las funciones del Técnico Superior Universitario en Terapia Ocupacional (TSUTO) requieren de un nivel de formación científica y tecnológica más amplia y profunda, acorde con el rol que debe desempeñar el profesional de esta disciplina en el Sistema Nacional de Salud y en la Sociedad Venezolana y en base a este propósito la Escuela de Salud Pública (ESP) de la Facultad de Medicina de la Universidad Central de Venezuela, inicia en 1996 un proceso de transformación en la formación del TSUTO que lleva al diseño curricular de la carrera de Licenciatura en Terapia Ocupacional, y que después de muchas discusiones, contratiempos, rechazos y trabajo, culmina con la resolución del Consejo Nacional de Universidades (CNU) que en uso legal de sus atribuciones resuelve: "la aprobación de la Licenciatura en Terapia Ocupacional" de la Escuela de Salud Pública, Facultad de Medicina, Universidad Central de Venezuela, con una duración de cuatro años, en sesión ordinaria de fecha 4/11/2005, y otorgar a sus egresados el título de Licenciado o Licenciada en Terapia Ocupacional. (Gaceta Oficial de la República Bolivariana de Venezuela Nº: 343699 – 27/12/2005. A partir de 2006 se da inicio al programa de formación de licenciados[1,4.]

En la actualidad la formación se ha visto impactada por los cambios socio-políticos que vivimos al igual que muchos ámbitos de la vida nacional[4,10]; surge así en el Plan Nacional de Formación[11], que si bien parte de una resolución emanada en el 2008, la revisión, organización, creación del pensum y puesta en práctica para nuestra carrera se logra en el 2012, siendo los institutos encargados: Colegio Universitario de Rehabilitación "May Hamilton", Universidad Politécnica de los Altos Mirandinos "Cecilio Acosta", la Universidad Nacional Experimental "Rómulo Gallegos" y por último la creación de la Universidad de las Ciencias de la Salud.

Este Plan Nacional de Formación como parte de las estrategias del gobierno nacional tiene como objetivo dar respuesta a las necesidades de atención en el país en consonancia con las líneas estratégicas constitucionales, tal fue el caso del plan del sistema público de atención en salud, con la puesta en funcionamiento de las salas de rehabilitación a nivel nacional en el 2003. Todo esto enmarcado en al plan nacional de salud 2014-2019[12] para fortalecer la formación y capacitación de trabajadores y trabajadoras de la salud en áreas críticas y estratégicas requeridas por el Sistema Público Nacional de Salud que respondan a las necesidades de atención y servicios de la población a través del diseño, seguimiento y regulación de planes, programas y proyectos académicos a nivel nacional.

El perfil de egresado se corresponde con una visión humanista, donde el profesional se vincule con la comunidad en los procesos de promoción del funcionamiento humano, prevención y atención de la discapacidad.

Si bien, entendemos el objetivo de esto con miras a fortalecer áreas prioritarias para el desarrollo de la nación, también es cierto que esto debe enlazarse con políticas que permitan a las instituciones, en este caso el sector salud contar con los espacios, recursos y medios para asumir este reto, cierto es que existe una gran discrepancia entre el objetivo y el desarrollo de políticas en salud, lo que el profesional que egresa se enfrenta a un entorno donde no consigue las expectativas difieren de realidad, pues el egresado se encuentra con un sistema de salud colapsado[13] y que no ofrece los espacios para ejercer de acuerdo a la formación recibida. No obstante, simultáneamente a la implementación de los PNF la Escuela de Salud Pública de la UCV, como universidad autónoma, mantiene un programa de formación, aún en la actualidad, con el mismo perfil de egresado con el que originalmente fue concebido.

Es probable que la diferencia de 13 años entre la creación de las salas de rehabilitación y el egreso de los primeros terapeutas con este perfil, así como la falta de seguimiento de los planes y políticas en el sistema de salud provoquen un desfase que limita la posibilidad de cohesión entre los profesionales egresados y estas instituciones.

Se combina a esta diferencia de tiempo el deterioro de los grandes centros de salud de tercer y cuarto nivel que obliga a que los ambulatorios y salas de rehabilitación se dediquen cada vez menos a tareas de promoción y prevención, enfocándose en la asistencia clínica principalmente. Por otra parte, las condiciones de violencia y de pobreza en nuestras zonas populares exigieron a las salas de rehabilitación cumplir un papel más clínico asistencial que al empoderamiento comunitario con el que fueron concebidas, salvo algunas excepciones.

Paralelo a esta realidad, cobra importancia resaltar otras iniciativas de formación que han sido impulsadas desde necesidades específicas y particulares de espacios de prácticas más especializados. Se toma como referencia el desarrollo del primer Curso de Extensión de Rehabilitación del Cuadrante Superior en el año 2004, dirigido a terapeutas ocupacionales y fisioterapeutas, logrado en alianza entre la Sociedad Venezolana de Terapeutas de Mano (SOVETEMA) y la Cátedra de Rehabilitación de la Facultad de Medicina de la UCV. Posteriormente, se continuó ofreciendo formación especializada en terapia de la mano y el cuadrante superior a través de la modalidad de diplomados ofertados por la Universidad de Carabobo con el aval de la Sociedad Venezolana de Terapeutas de Mano.

De la misma forma en este ámbito la Asociación Venezolana de Integración Sensorial (AVIS) hace importantes esfuerzos desde su creación para impulsar la formación y equipar de herramientas especializadas a todos aquellos profesionales de la terapia ocupacional que se dedican a la atención de la población infantil. Es así como se logra en el año 2008 el Centro de

Neurodesarrollo del Niño Venezolano, con el acompañamiento y apoyo de la Cátedra de Rehabilitación de la Facultad de Medicina de la UCV y el aval de la Federación Venezolana de Terapeutas Ocupacionales los cursos para la certificación en Integración Sensorial dictado por terapeutas ocupacionales certificados de la Universidad del Sur de California. Más recientemente AVIS ha desarrollado un proyecto de formación en valoración del desempeño infantil con la utilización de pruebas estandarizadas para fortalecer estas destrezas de evaluación en terapeutas ocupacionales que se desempeñan, principalmente, en espacios de atención de la población infanto-juvenil del sistema público de salud.

Contextualizando la práctica, hacia una Terapia Ocupacional más local

Uno de los grupos poblacionales vulnerables está conformado por las personas con discapacidad y sus familias, cuya cifra alcanza a 4.500.000 personas aproximadamente entre niños, niñas, adolescentes, jóvenes, mujeres, hombres, adultas y adultos mayores, quienes son parte importante de la sociedad venezolana los cuales requieren de acciones estratégicas que permitan brindar oportunidades, prestar servicios oportunos y de calidad para la solución de sus demandas [10].

Es evidente que este grupo poblacional ha sido significativamente desatendido, afectando directamente su condición de salud y calidad de vida en un promedio de más del quince por ciento (15%) de la población en general, e indirectamente alrededor del cuarenta por ciento (40%) de los habitantes del país.

Una de las estrategias para dar respuesta de atención en rehabilitación que tuvo el Estado Venezolano ha sido a través del sistema público de atención en salud, construyendo, desarrollando y poniendo en funcionamiento 600 Salas de Rehabilitación Integral, mejorando el funcionamiento y la dotación en 74 Servicios de Rehabilitación existentes en los Hospitales adscritos al Ministerio del Poder Popular para la Salud, y al Instituto Venezolano de los Seguros Sociales a nivel nacional[4].

En tal sentido, el Estado Venezolano asumió el compromiso de saldar deudas sociales, planteando cambios mediante el desarrollo de estrategias orientadas al fortalecimiento del sector salud, convirtiendo la atención a personas en desventaja ocupacional, por una discapacidad o sin ella, en un área que requiere de una transformación en su visión, con lo que se pretendía alcanzar objetivos que superara las brechas en la atención existente[4]. Sin embargo, la realidad expone un importante deterioro y casi desaparición de estas medidas que fueron diseñadas para fortalecer el sistema de salud y promover espacios de iclusión[13].

Del mismo modo, en otras instituciones prestadoras de servicio en rehabilitación tales como: Instituto de Previsión y Asistencia Social del Ministerio de Educación, el Ministerio del Poder Popular para el Deporte, Ministerio del Poder Popular para el Trabajo, Ministerio para las Comunas y organizaciones particulares, el terapeuta ocupacional forma parte del equipo multidisciplinario que aborda la salud en todos los niveles de atención, logrando la promoción de los factores protectores de la salud, la prevención y manejo de la discapacidad temporal o permanente dentro del modelo social de ésta y su funcionamiento, para la integración e inclusión de la persona con desventaja ocupacional por una discapacidad o sin ella, como un ser humano activo y productivo dentro del contexto donde se desenvuelve.

De igual manera, el terapeuta ocupacional es un profesional que interviene en los procesos de las personas con desventaja ocupacional en el ámbito escolar, al valorar, intervenir y ajustar el desempeño ocupacional de niños, niñas y adolescentes para el logro o potenciación de su funcionamiento en las áreas física, intelectual, emocional y social.

Así mismo, en el ámbito laboral, busca valorar el desempeño ocupacional, intervenir y ajustar las condiciones dimensionales y organizacionales del entorno laboral para lograr ambientes saludables de trabajo y la inclusión de personas con desventaja ocupacional.

En este espacio de acción existe una experiencia en Venezuela llevada a cabo por la Asociación Civil de Buena Voluntad que desde hace 57 está orientada a lograr la inclusión sociolaboral de la persona con discapacidad en un trabajo productivo, contando con un modelo propio de atención, centrado en persona, que promueve en el joven con discapacidad el desarrollo de su proyecto de vida laboral.

Desarrolla sus acciones a través de un equipo interdisciplinario (Psicólogo, Docente Especialista y Terapeutas Ocupacionales). Los Terapeutas Ocupacionales ocupan diferentes roles y tareas dentro de la Asociación como se describe a continuación:

Se encarga de la aplicación de la Batería del Modelo Integral de Evaluación Ocupacional. Como resultado se obtiene la caracterización del desempeño ocupacional de la persona con discapacidad evaluada que ingresara al programa de formación para el trabajo.

Facilita el desarrollo de competencias de los participantes, relacionadas con hábitos, normas del trabajo, manejo del tiempo, trabajo en equipo, orden y limpieza, resolución de situaciones complejas, manejo de información, autoevaluación y coevaluación de competencias adquiridas. (Área de Desempeño laboral)

Coordina el proceso desde el ingreso del participante a la formación para el trabajo hasta su egreso como trabajador con discapacidad incluido laboralmente en una empresa. Logra una coherencia entre los diferentes procedimientos que se desarrollan. (Capacitación)

Lleva a cabo toda la secuencia de actividades para gestionar la inclusión laboral. Realiza análisis de puestos de trabajo vacantes ofertados para la población con discapacidad, determina los requerimientos de los puestos y con el equipo postula a los candidatos que pueden responder con las competencias exigidas. Orienta a la familia en el nuevo rol del joven que va al empleo. Establece un vínculo con la empresa contratante, donde se conversa sobre el paradigma social de la discapacidad, se muestra la ficha personal de competencias y se presenta al nuevo trabajador a fin de favorecer su proceso de adaptación y reducir las barreras actitudinales de sus compañeros de trabajo. (Intermediación laboral)

Es así, como el Terapeuta Ocupacional desarrolla un conjunto de roles y acciones en los procesos de inclusión sociolaboral de la persona con discapacidad en nuestro país.

Por otra parte, en el ámbito social, el TO interviene para potenciar las capacidades, habilidades y destrezas y lograr la participación e inclusión social de personas en situación de abandono o vulnerabilidad, como contexto de intervención en los procesos de desinstitucionalización.

Es así como en el año 1999 dada la problemática de las personas en extrema exclusión social en la ciudad de Caracas, el gobierno regional del Municipio Libertador implementa acciones de atención integral a esta población. En esta búsqueda de mejores alternativas o prácticas para la reivindicación de los derechos y desde la solidaridad y la justicia social, en el año 2000 nace el Centro de Atención al Indigente de la Alcaldía de Caracas, dirigido por un equipo multidisciplinario, integrado por 5 Médicos generales, 2 Médicos psiquiatra, 6 Enfermeros, 2 Psicólogos y 1 Terapeuta Ocupacional. Un primer paso para el ejercicio de la Terapia Ocupacional en un contexto no hospitalario, desde donde se brindó un abordaje integral que implicaba aseo personal con cambio de ropa, alimentación, pernocta, atención médica y acciones de rehabilitación física, mental y psicosocial en un entorno estructurado para la reincorporación social.

Este programa evoluciona y en enero del 2001 una terapeuta ocupacional pasa a ser la Coordinadora de la institución y de su equipo terapéutico, por lo cual la plantilla de profesionales se amplía con la incorporación de dos (2) Terapeutas Ocupacionales, quienes estructuran las actividades diarias de desempeño ocupacional en la institución, con rutinas que favorecen la rehabilitación psicosocial de las personas en atención. También se establecen alianzas con instituciones públicas y privadas de formación para el trabajo, lo que posibilita una gran variedad de actividades siguiendo los intereses de los participantes.

En el marco de acciones de atención a la población en pobreza extrema, el gobierno venezolano crea las Misiones Sociales el 24 de diciembre de 2005, y específicamente el 14 de enero de 2006 se direcciona a la Misión Negra Hipólita como programa social nacional[14] dirigido a niños, niñas y adolescentes, adultos, adultos mayores, personas con discapacidad y adolescentes embarazadas con problemas para adaptarse a la sociedad, en situación de calle, en pobreza extrema, o con problemas de drogas. Bajo este esquema de trabajo innovador y complejo se inician labores en Terapia Ocupacional, para posteriormente abrir el campo para incorporar a otros terapeutas ocupacionales en el área a nivel nacional.

Para septiembre de 2007 la Misión Negra Hipólita de transforma en Fundación del Estado y dada una mejor comprensión de la problemática y su resolución se remite a atender solo a población adulta con problemática de situación de calle, lo que impulsa su crecimiento y evolución, por lo cual en el año 2013 se consolida con 39 centros de atención a nivel nacional con equipos multidisciplinarios integrados por Terapeutas Ocupacionales y con un programa estandarizado de intervención.

En el campo de lo psicosocial, tenemos terapeutas enfocados a potencializar las capacidades intelectuales, cognitivas, de procesos y ejecución orientadas a equiparar las desventajas en el desempeño ocupacional de las personas con trastornos de las funciones mentales globales y específicas en centros de atención clínica públicos y privados.

En lo comunitario se ajusta a las características individuales, grupales y comunitarias, que han sufrido una ruptura de sus redes de apoyo social, para permitirles elegir, organizar y desarrollar actividades propias y útiles para la apertura de nuevas oportunidades y conseguir un mayor control sobre su salud, calidad de vida y su relación con el grupo familiar y su entorno.

Dentro de esas experiencias excepcionales que involucran la acción de terapeutas ocupacionales en el ámbito comunitario tenemos el trabajo de "Zona de Descarga", una organización sin fines de lucro, cuya motivación surge de la lucha por los derechos humanos, nace el 14 de agosto de 2013 a través del arte de calle inicialmente, y a partir del 2020, en el inicio de la pandemia produjo la implementación de nuevas formas de relacionamiento en el distanciamiento social sumado a la problemática de los servicios públicos y escasos espacios de esparcimiento; surgió la plataforma el equivalente de la azotea (como espacio de eencuentros y relaciones sociales) para exponer las distintas formas de expresión artística como cine, música y teatro como herramienta de conexión y propiciar espacios de paz y recreación con alto grado de conciencia social en las diversas zonas del barrio José Félix Ribas de Petare (considerada una de las zonas populares de mayor extensión en

Latinoamérica) resultando en lugares generadores de plena confianza, la participación ciudadana, la inclusión y educación que fomentan una nueva cultura de convivencia y bien común en una de las regiones más convulsionadas de la zona metropolitana.

Esta iniciativa es puesta en marcha por los líderes comunitarios fundadores de la ONG, quienes en un trabajo de hormiguita fueron pulsando las demandas de su comunidad identificando los referentes unitarios y las oportunidades, llegando así a terapeutas ocupacionales de la zona, una de ellas representante del Ministerio del Poder Popular para la salud, quienes anteriormente llevaban planes de atención de personas con discapacidad en los centros ambulatorios sin lograr penetrar al ámbito comunitario debido al difícil acceso de algunas de estas personas desde sus casas a estos centros. De esta manera se fueron involucrando, unas a modo personal con alto interés en la comunidad que hacen vida y otra desde el ente público con alto sentido social, haciendo participe a la comunidad de su rol como vecinos en el apoyo y asistencia a las personas con discapacidad.

Es importante destacar que esta experiencia se origina a partir de la preocupación por las privaciones sociales generadas por el confinamiento, como medida de prevención ante la COVID-19, contando con el acompañamiento profesional para el abordaje de los diversos problemas de salud pública, es decir como una oportunidad de cooperación entre especialistas del área asistencial y activistas sociales que permitió que se atendiera a más de 530 personas entre ayudas técnicas, asistencia a docentes a través de ciclos de talleres de higiene postural para 23 casas de tareas dirigidas y 15 actividades exposiciones de arte incluyente en la plataforma Cromo Platabanda, impulsadas por Zona de Descarga, la comunidad organizada y las orientaciones del equipo técnico de terapia ocupacional.

Este acompañamiento que se ha realizado junto a las terapeutas ocupacionales con vocación de servicio, con dedicación y convencidas de la importancia que tiene mantener una sinergia entre comunidad y organizaciones de la sociedad civil ha resultado en la atención de 354 niños, niñas y adolescente logrando más de 23 espacios seguros libres de violencia en 12 comunidades de Petare, quiénes junto a ellos/ellas protagonizan esta iniciativa

Zona de Descarga con sus programas Cine Platabanda, Cromo Platabanda y Descargando Futuro nació para promover los Derechos Humanos a través de la preservación de las manifestaciones culturales locales, sus tradiciones y costumbres, permitiéndonos construir espacios protegidos y creativos donde se refuerce la labor de actores sociales que inciden en la comunidad, por ejemplo sobre la niñez o la juventud y que contribuya a encaminarlas, invitando a que se valoren y se respeten a sí mismos, a los demás y su entorno.

Zona de Descarga facilita que en espacios comunitarios sea posible llevar a cabo investigación social, el apoyo técnico y asesorías que realicen los terapeutas ocupacionales puedan adelantar acciones que solucionen y visibilizar la discapacidad como problema social, así como la promoción del funcionamiento humano y prevención de la discapacidad.

Ahora bien, de manera paralela a la experiencia antes narrada a juicios de algunos expertos[13] en Venezuela el sistema de salud enfrenta uno de los más grandes retos de la región, dado al debilitamiento o casi desaparición de las políticas públicas y de la colaboración y sinergia entre los sectores público y privado para la formación del talento humano, desarrollo de tecnología, investigación y lo más importante prestación de servicios, lo cual ha traído por consecuencia que un alto porcentaje de la población venezolana deje de beneficiarse de los servicios de salud y de rehabilitación.

De manera que, también se observa en la actualidad como la crisis del sector salud asociada a una fuga importante del talento humano por el proceso migratorio, ha impactado el ejercicio de la terapia ocupacional en Venezuela, acentuando la práctica privada en centros clínicos de salud o bien de manera independiente como emprendimientos personales, en campos de acción que tradicionalmente eran responsabilidad de hospitales e instituciones de salud principalmente del sector público. Es así como para el año 2021 un importante porcentaje de terapeutas ocupacionales ofrecen servicios de atención personalizada (privada) para niños, adolescentes, jóvenes, adultos y adultos mayores con dificultades en el desempeño ocupacional y restricción para participar de su autocuidado, recreación y actividades productivas desde una oferta de servicios privados.

Finalmente, queremos enfatizar que gracias al desarrollo de la práctica que ha tenido la terapia ocupacional en el Venezuela, hoy por hoy contamos con profesionales comprometidos que se ajustan a las diversas realidades que conforman la dicotomía y quizás visión polarizada de la realidad en la que vivimos, para algunos una Venezuela en pleno desarrollo y para otros en una triste decadencia económica, social y política. Sin embargo, a pesar de todas estas dificultades los que aún hacen vida en ella se arriesgan a formarse en su sistema público bien sea de una realidad u otra, ejerciendo desde lo público o lo privado tomando la esencia de la terapia ocupacional, el análisis y uso de la ocupación como medio y fin.

También es cierto que debido a la diáspora que afecta nuestro país, tenemos un gran número de profesionales de terapia ocupacional que se encuentran ejerciendo en otros países, con mayor proporción en la región latinoamericana, lo que nos habla de las similitudes, valores y creencias que compartimos y hacen posible el ejercicio de los terapeutas ocupacionales venezolanos en estos países.

No obstante, este es un capitulo aún no concluido de nuestra historia y contextualización de la práctica, estamos seguros que oportunidades para seguir promoviendo formas de hacer más humanas, más locales, más centradas en las personas y en las poblaciones seguirán vigentes como desafíos para el fortalecimiento de generaciones futuras de terapeutas ocupacionales venezolanos.

Agradecimientos:

A Nancy Ocanto, Terapeuta Ocupacional por compartir para esta revisión su experiencia en la Asociación Civil Buena Voluntad.

A Anggeli Gónzalez, Terapeuta Ocupacional por facilitar documentación de la experiencia de la terapia ocupacional dentro de la misión Negra Hipólita.

A Jimmy Pérez y Jaime Pérez, Líderes comunitarios y a Mileydi Ochoa, Yorllerin Paredes y Arelis Piñango, Terapeutas Ocupacionales por ofrecer información de su experiencia en Zona Descarga para la construcción de este capítulo.

REFERENCIAS

Rivas de Puche A. (Editora), Forn de Zita C., Muñoz de De Santolo A., Matos C., Castro L., Pulido S., & Sardi T. (2013). Historia de la Terapia Ocupacional en Venezuela. *Publicación digital.*

Soteldo F. *Historia de la rehabilitación en Latinoamérica.* http:// journals.lww.com/.../Manuscript%20AJ11107%20Sotelano%20Invited%20.

Trujillo R. A. (2002). *Terapia Ocupacional. Conocimiento y Práctica en Colombia. Universidad Nacional de Colombia.* Colección Sede.

Rodríguez V., & Blanco G. Hacia un Terapia Ocupacional liberadora. El Devenir de la práctica en Venezuela. En Simó, S., Guajardo, A., Correa, F., Galheigo, S., & García-Ruiz S. (2016). *Terapias Ocupacionales del Sur-Derechos Humanos, Ciudadanía y Participación.* (pp.245-263).

Cole, M. B. & Tufano R. (2008). *Applied Theories in Occupational Therapy.* A Practical Approach. USA; Slack Incorporated.

Kielhofner, G. (2006). *Fundamentos conceptuales de la terapia ocupacional.* (3. ed.). Buenos Aires; Editorial Médica Panamericana.

Shannon, P. D. (1977). The derailment of occupational therapy. *Am J Occup Ther.* 31, 229-234.

Reilly, M. (1962). Occupational therapy can be one the great ideas of 20th century medicine. *Am J Occup Ther.* 48, 1-9.

Gómez, L. S. & Imperatore, B. E. (2010). Desarrollo de la terapia ocupacional en Latinoamérica. *Revista de Terapia Ocupacional;* Chile; Universidad de Chile; (pp.123-135).

Blanco, G. & Rodríguez, V. (2012). Cambios Sociales y terapia ocupacional. Rol del terapeuta ocupacional en el contexto contemporáneo. *TOG (A Coruña)* [revista en Internet]. [fecha de consulta]; monog. 5: 190-205. http://www.revistatog.com/mono/num5/contemporaneo.pdf

Gaceta Oficial 38.930 del 14 de mayo de 2008. Resolución 2.963, Programas Nacionales de Formación (PNF).

Plan Nacional de salud – 2014_2019. https://www.mindbank.info

Briceño-Iragorry, L.& González, M. (2017). La Salud Publica en Venezuela, su evolución histórica, estado actual y propuestas. Díaz Bruzual A., López Loyo E. (editores). *Colección Razetti*. Cap.11, *XX*, 361-399. https://www.researchgate.net/publication/321889945.pdf

Fundación Misión Negra Hipólita (s./f). *Reseña Histórica*. http://www.misionnegrahipolita.gob.ve/index.php/nosotros/nf.html

CAPÍTULO 7

HISTORIA DE LA TERAPIA OCUPACIONAL EN URUGUAY

Janine Hareau
Sonia Díaz Valdez
Andrés Rey
Fabián Preciozzi

La Universidad de la República, (UdelaR) surge a la vida pública el 18 de julio de 1849, realizandose su inauguración e instalación solemne en la capilla de San Ignacioa, en cumplimiento del Decreto del 14 de Julio de 1849, promulgado por el Presidente Joaquín Suarez ("UdelaR", 2022. En el año 1875 por decreto del 15 de diciembre del corriente año se funda la Facultad de Medicina de Montevideo, con dos cátedras, la de Anatomía y Fisiología ("Facultad de Medicina", 2018). La Escuela de Tecnología Medica del Uruguay (EUTM), debe esperar varios años para su formación, hasta que en el año 1950 queda inaugurada (Garcia, 2020).

La carrera de Terapia Ocupacional en Uruguay, ha atravesado distintas etapas en el transcurso de su desarrollo como profesión. A continuación, realizaremos un breve recorrido por los hitos de de la Terapia Ocupacional en el Uruguay:

En 1969 se realiza la apertura de un primer taller de Terapia Ocupacional (García, 2020), que dependía del Departamento de Fisiatría del Hospital de Clínicas, Facultad de Medicina, Universidad de la República Oriental del Uruguay (UdelaR). El taller estaba ubicado en el 1er subsuelo (basamento), donde se desarrollaban actividades de Laborterapia con los pacientes que allí se encontraban internados. En los comienzos los profesionales que estaban a cargo del servicio tenían formación en fisioterapia y psicología.

En 1972 se realizan los primeros lineamientos generales del programa para una "Escuela de Terapia Ocupacional Psiquiátrica" a través del decreto 7293 de la Ley N° 9581 (Ministerio de Salud Pública, 1972), adjunto al Plan Maggiolo. Esta iniciativa no logró concretarse ya que la Universidad de la República fue intervenida por la dictadura cívico-militar en 1973 ("UdelaR", 2022).

En 1986 se hace un segundo intento de formulación de un programa, en conjunto con el Centro Nacional de Rehabilitación Psíquica (C.N.R.P.) y la Escuela Universitaria de Tecnología Médica (EUTM), perteneciente a la

UdelaR. Recién 1990 se designa un comité de estudio para la elaboración de un programa por parte del Consejo de la Facultad de Medicina, integrado por cinco académicos a los efectos de organizar los planes de estudio, estructurar las materias y la formación de grado.

Más de una década después de estos acontecimientos fallidos, en 2001 la EUTM elabora un nuevo plan de estudios de la carrera en el marco del llamado "Proyecto Institucional de Nuevas Ofertas de Grado", aprobado por el Consejo Directivo Central (CDC) de la UdelaR. (Calegari, 2002).

En 2002 se abren las inscripciones para la primera generación de estudiantes de Terapia Ocupacional en Montevideo. Se inscriben 22 estudiantes, pero la huelga estudiantil de 2002, sumada a la crisis que transitó el país provocó una deserción significativa, con lo cual terminan ese año sólo siete estudiantes, los mismos que posteriormente egresaron como primera generación de Licenciados en T.O del Uruguay.

Wilson Castro, es uno de los egresados de aquella primera generación y resume de alguna forma el sentir colectivo de aquellos primeros estudiantes: "Cuando en el 2001 se comunica el comienzo de la Licenciatura en Terapia Ocupacional, se generó en los estudiantes que aspirábamos ese año iniciar una carrera, una mezcla de expectativa, incertidumbre, y mucha fantasía; fantasías que resultaban muy pequeñas ante la real necesidad que nuestro país tenía de ella. Y así, construyendo el camino, entre los noveles docentes y estudiantes, nació la TO en Uruguay!.

Por diversos motivos político-universitarios e institucionales, no hubo más apertura de cupos para la carrera hasta el 2009, cuando volvieron a abrirse los cupos para el ingreso de estudiantes. Desde ese año hasta la actualidad, han ingresado cada año nuevas generaciones de estudiantes a la Licenciatura. La cantidad de estudiantes ha ido variando año a año. Las primeras generaciones eran de solamente 20 estudiantes, ya que las carreras de la EUTM son con cupo limitado. Actualmente las generaciones tienen un cupo de 50 estudiantes ("EUTM", 2022).

En 2012 se designa un tribunal y se llama a concurso para designar a quien dirigiría la Carrera; se designa a la Dra. (PhD) en Terapia Ocupacional Janine Hareau, Directora titular de la carrera.

La Dra. Janine Hareau fue becada en al año 1985 a los Estados Unidos, donde trabajo en un centro de rehabilitación en "intervención temprana", conociendo de primera mano el trabajo de Terapia Ocupacional, pudiendo observar las variadas áreas del conocimiento y su capacidad para resolver los múltiples desafíos que se presentaban a diarios con una población muy diversa. Dos años más tarde, comienza su carrera de Terapia Ocupacional en Milwaukee, en la "University of Wisconsin Milwaukee" y en el año 1995 conoce en un congreso a la Dra. Reba Anderson, PhD, OTR/L FOTA que la invita a incorporarse al programa de doctorado abierto de Nova Southeastern, al cual accede ese mismo año. La Dra. Janine Hareau relata a continuación los motivos que la llevaron a realizar su doctorado: "La carrera no existía, se necesitaba abrir cabezas, introducirse en el mundo Universitario, romper los moldes, estar a la vanguardia de las técnicas nuevas…..había que desarrollar el cuerpo del conocimiento, el área laboral y la disciplina Universitaria. El titulo de Doctora iba a ayudar a allanar ese camino. Puedo decir hoy que el Doctorado (PhD), me dio las herramientas para situarme en el mundo universitario, para poder dialogar de tú a tú con otros actores de la academia a nivel nacional e internacional, y así desarrollar un cuerpo de conocimiento propio haciéndolo llegar a colegas más jóvenes. Comencé a dar clases en varios países, como USA, España, Portugal, Estonia, Argentina, Colombia e Italia, hasta que en el año 2012 fui designada como Directora de la carrera de Terapia Ocupacional. Si bien la carrera estaba abierta unos años antes, los contenidos de la curricula eran inadecuados, los docentes no tenían la formación adecuada……había que cambiar muchas cosas y de a poco se fueron cambiando los contenidos, nombrando docentes TO, ajustando las formas, hasta poder llegar elaborar un nuevo programa de estudios, acorde con las exigencias de una carrera pujante y de un S.XXI, que ha hecho de nuestra disciplina un área fundamental de la rehabilitación".

En los Congresos Latinoamericanos de Terapia Ocupacional (CLATO 2015, CLATO 2017 & CLATO 2019), se dieron los primeros intercambios entre representantes de la Asociación Uruguaya de Terapia Ocupacional (AUdeTO) y representantes de la WFOT. Actualmente ya se encuentra aprobada la nueva malla curricular para el nuevo plan de estudios, (resta la aprobación definitiva del CDC), el cual se ajusta a los estándares internacionales según la WFOT. Tanto la Licenciatura como la AUdeTO han mantenido reuniones virtuales y se encuentran en diálogo con la WFOT para contar con su aval cuando el nuevo programa académico entre en vigencia. La WFOT sistemáticamente ha mostrado interés en el avance de la carrera y ha ofrecido su apoyo en cada oportunidad de diálogo.

Entre 2002 y 2021 egresaron de la carrera de Terapia Ocupacional 72 Terapeutas Ocupacionales. A éstos se suman 20 terapeutas ocupacionales extranjeros provenientes de Argentina, Brasil, Chile, Venezuela, Cuba, Austria y España, que revalidaron su título en la UdelaR. En la actualidad, ingresan a la carrera de Terapia Ocupacional, aproximadamente 50 alumnos por año, y se cuenta con docentes Licenciados en Terapia Ocupacional en todas las áreas específicas.

Gracias a su actitud proactiva, los terapeutas ocupacionales egresados, han logrado insertarse en diferentes lugares, han sido la mayoría de las veces pioneros en desarrollar el campo de trabajo en cada una de las áreas. Actualmente hay terapeutas ocupacionales trabajando en centros de rehabilitación, hospitales públicos y privados para niños, adultos y personas mayores, consultorios privados y centros de asistencia por el Banco de Previsión Social y hogares de ancianos. Hay también terapeutas ocupacionales que trabajan en el área de la educación, laboral y estimulación temprana.

La profesión ha crecido mucho en los últimos años tanto en el área de salud mental como en el área motriz. Las políticas del Estado uruguayo en promover la inclusión de las personas con discapacidad ("Ley Nº 18651", 2022), han abierto oportunidades de presentar proyectos en diferentes campos. Por lo tanto, la inserción laboral de los terapeutas ocupacionales es óptima, ya que hay muchos puestos de trabajo y muchos por generar aún. La demanda de profesionales en el área de la salud y la educación, es cada vez mayor.

En relación a la formación continua de los egresados, por el momento la mayoría lo están haciendo en el exterior, ya que son muy pocos y limitados los cursos de posgrado que se han llevado a cabo en Uruguay en los últimos años.

La profesión de la Terapia Ocupacional se encuentra en pleno crecimiento y día a día su esplendor está siendo descubierto por profesionales de otras áreas. Esto augura un futuro prometedor para el desarrollo de las diferentes áreas de la profesión. Hay muchos campos aún por explorar para seguir trabajando en pos de la independencia y autonomía en el desempeño ocupacional de los uruguayos.

REFERENCIAS

UdelaR, (2022). http://www.udelar.edu.uy/institucional/reseña.

Facultad de Medicnia. (2018). http://www.fmed.edu.uy/institucional/reseña.

García, L. (2020). *Historias Universitarias* [Ebook] (p. 2). https://historiasuniversitarias.edu.uy/wp-content/uploads/2020/06/EUTM.pdf

Calegari, L. (2002). *Informe de Decanato período 1998 – 2002* [Ebook] (p. 1). Claustro - Facultad de Medicina. http://www.claustro.fmed.edu.uy/documentos/INFORME%20DE%20DECANATO%201998-2002.pdf.

EUTM. Eutm.fmed.edu.uy. (2022). http://www.eutm.fmed.edu.uy/Ingreso/2021/ingreso2021.html.

Ley Nº 18651. Impo.com.uy. (2022). https://www.impo.com.uy/bases/leyes/18651-2010.

Ministerio de Salud Pública. (1972). *Decreto 7293 de la Ley Nº 9581 de asistencia de psicópatas*. Parlamento del Uruguay.

Udelar.edu.uy. (2022). *Plan Maggiolo – 50 años*. https://udelar.edu.uy/maggiolo/.

CAPÍTULO 8

DESDE LA TIERRA GUARANÍ. TERAPIA OCUPACIONAL EN PARAGUAY

Fatima Iaffei
Librada Esther Giménez Valdez

El guaraní y sus alcances

> *"El Paraguay, como otros países que fueron "conquistados" y colonizados, ha sido objeto de fuertes arrebatos culturales. Que nuestro pueblo mantenga su lengua, es un fenómeno que demuestra nuestra lucha constante y sostenida de resistencia cultural"* (Félix Guarania, 2008).

El Paraguay es un país que posee dos idiomas oficiales, el guaraní e el español. El idioma guarani, en mi vida, y creo que como muchos de los paraguayos se ha introducido desde niña. Lo que me recuerdo sobre esto es muy personal, y así lo escribo: No conocía tan bien los caminos sino conversar em guaraní. Escuchaba la mayor parte de mi contexto comunicandose plenamente en este idioma. Al llegar a la escuela, tuve más accesso a la escritura en español, sin embargo lo que se decía em guarani por los profesores sonaba más receptivo. Así fui creciendo, entendiendo los dos lados (idiomas), pero mi comunicación siempre se dio más en guarani. Me recuerdo, de las tardes tomando mate con los vecinos y es algo que ni pensamos, pero para nosotros el guarani trasciende. Así como cuando mi madre me llevaba al doctor, donde relataba mis síntomas em guaraní, parecia más accesible y ha'etévaicha che añuãva (parece que me abrazaba). Había algo particular, como si se abrieran las puertas del diálogo cuando se pronunciaba en guarani. El profesional de salud debe saber solo la patologia? Quizás podemos pensar, que el profesional de salud debe pues llegar al ser de la persona antes de todo y ésto es mucho más que sólo saber su patologia. Según la literatura, es obligatória la asignatura del idioma en guaraní en medicina y otras profesiones en Paraguay, para que se pueda comprender la situación de la persona, entender sus conflictos sociales y así poder direccionar un camino. Así, en nuestro país alguien que se exprese en guaraní es como si tuviera un caparazón extra, y cuando habla con otro que lo entiende, en el mismo idioma este caparazón se rompe, entonces es capaz de acceder a lo inaccesible delante de una persona que antes era solo un cuerpo y que ahora incluye su alma.

Antecedentes Professionales

En 1898 las hermanas religiosas asistían a los enfermos mentales en el Asilo de Mendigos y Huérfanos, de Asunción, antecedente éste del hospital Psiquiátrico de Asunción y dependiente en ese entonces de la Universidad Nacional de Asunción.

En ese año un joven, de origen menonita, sensibilizado por la situación de los internos solicita un espacio para crear una huerta e invitar a los pacientes a involucrarse en ella. Se le cede un terreno de hectárea y media y se plantan cebollas y otras hortalizas. El joven reside en el mismo lugar.

Posteriormente, promociona este servicio en las iglesias de la comunidad menonita y otras personas voluntarias, lo ayudan temporalmente con servicios de peluquería, donación de ropas usadas, frutas, etc. dentro de la misma organización de los voluntarios menonitas.

Esto pone en evidencia la problemática de los internos que se encontraban en la institución sin ningún tipo de ocupación ni actividad. Y se piensan opciones para cubrir esta necesidad, como por ejemplo enviar a otras personas de la comunidad a formarse en el exterior y preparando un espacio para la construcción de talleres (carpintería).

En setiembre de 1985, Eva Horsch, **Terapeuta Ocupacional** llega a Paraguay con un contrato de 2 años para colaborar en el trabajo del servicio voluntario menonita, específicamente en el área de salud mental. Y es la primera persona que cuenta con un título oficial en Terapeuta Ocupacional iniciando así esta disciplina en el país.

El **SERVOME** (Servicio Voluntario Menonita) estaba estructurado con un director que supervisaba todas las áreas. En el área de salud mental trabajaban 5 (cinco) personas responsables de los talleres y 5 (cinco) a 8 (ocho) voluntarios como ayudantes, los usuarios eran derivados a los talleres por los responsables de las salas del Hospital Neuropsiquiátrico.

En estos talleres se desarrollaban actividades como carpintería, peluquería, huerta, manualidades, taller literario, deportes y actividades recreativas.

En mayo de 1988, Eva Horsch asume la Dirección del área de salud mental del SERVOME, hasta 1990. A partir de esta fecha toma una licencia por maternidad y se distancia de esta Dirección, retornando nuevamente en 1994. En este periodo de su ausencia, la suplen 2 Terapeutas Ocupacionales de Alemania en forma temporal y una Licenciada en Psicología.

En 1927 el hospital Psiquiátrico pasa a depender del Ministerio de Salud Pública y Acción Social y posteriormente organiza su propio departamento de Rehabilitación.

En aquellos tiempos la cultura de la centralización y del autoritarismo reinante en nuestro país fue fortalecida por problemas de acceso a la atención de la salud mental en el interior del país, así como a la pobreza, el déficit educativo y el estigma, que consolidaron aún más la política de restricción, encierro y abandono, como única posibilidad de tratamiento, dando origen a un manicomio no solo edilicio, sino presupuestario, cultural y político.

En 2021, SERVOME continua ofreciendo sus servicios, en modo gratuito en el mismo predio original (cuyo propietario es el Ministerio de Salud) a los internos del hospital como así también a las personas que acceden voluntariamente o derivados por otros entes médicos etc. De esa forma se va constituyendo lo que posteriormente será denominado como: **Centro de Rehabilitación Psicosocial El Puente** (Calle Sargento Gauto 999 casi Santa Rosa, Asunción Paraguay).

Los usuarios que asisten a este servicio se constituyen de la siguiente manera: 70 por ciento de las personas con esquizofrenia, 15 por ciento con discapacidad intelectual,10 por ciento con trastornos afectivos y depresión y 5 por ciento con trastorno de personalidad predominando el sexo masculino en rango etario de 18 a 60 años.

Hasta hoy día el servicio de Rehabilitación (RHB) psicosocial de SERVOME se constituye como un centro día en donde los usuarios externos acuden a la mañana y se retiran a la tarde. Los internos del hospital neuropsiquiátrico acuden en horas específicas para su grupo de taller determinado.

En este ambiente se desarrolla el único servicio oficial de alguna manera público de terapia ocupacional en salud mental a nivel nacional.

Simultáneamente en el área de la rehabilitación física, iniciaron las atenciones de Terapia Ocupacional, dos psicólogas que a iniciativa propia investigaron sobre la disciplina y aplicaron algunas estrategias afines a la disciplina y a la confección de órtesis para miembro superior (1985-1988) en el Centro de Rehabilitación CERENIF.

En el año 1989, llega al país, Fátima Iaffei, Terapeuta Ocupacional, paraguaya, graduada en Buenos Aires en la Escuela Nacional de Terapia Ocupacional (1988) reconociéndose así como la primera paraguaya con título oficial de Terapia Ocupacional. La misma se desempeña en área de rehabilitación neurológica hasta nuestros días. Posteriormente a su llegada arriban al país varios Terapeutas Ocupacionales de diferentes nacionalidades que por cuestiones particulares deciden residir en Paraguay.

En ese tiempo el ejercicio de la profesión se realiza en diferentes instituciones y/o domicilio particular de los usuarios, pero sin el reconocimiento oficial del Ministerio de Salud quien no convalida los títulos extranjeros excusándose de no conocer la profesión y no tener un pénsum del mismo. Sin embargo ofrece incluir a la Terapia Ocupacional como un anexo de la kinesiología o un apéndice del masaje terapéutico, a lo cual los profesionales existentes hasta entonces se niegan rotundamente.

En el año 2015, a través de los Convenios establecidos por el Mercosur y a través de las comunicaciones con los diferentes Ministerios de los países miembros, el Ministerio de Salud y Bienestar social de Paraguay reconoce y realiza la inclusión de la Licenciatura en Terapia Ocupacional en el catálogo de profesiones de la salud. Posteriormente a ello, los 10 profesionales de Terapia Ocupacional que existían hasta entonces en el país reciben su registro profesional habilitante, año 2014.

En el año 2004 cuatro profesionales Terapeutas Ocupacionales decidieron fundar la Asociación Paraguaya de Terapia Ocupacional (APTO) la cual sigue vigente hasta hoy día con 20 socios- cabe explicar que recién tenemos 15 colegas egresados de la casa formativa de Paraguay.

Esta Asociación fue creada con el objetivo de visibilizar la presencia de Terapeutas Ocupacionales licenciadas en el Paraguay y específicamente en Asunción, ya que al no tener un reconocimiento por parte de los organismos reguladores nacionales, otras disciplinas de salud, o mejor dicho algunos profesionales de otras disciplinas de salud, intervenían en los campos de acción del Terapeuta Ocupacional (psicólogos, terapistas físicos, enfermeros).

En el año 2013 abre sus puertas a la enseñanza de la disciplina, la Universidad Centro Médico Bautista (institución privada y la única que hoy día ofrece la formación para los futuros colegas). Esta casa de estudios ofrece la licenciatura en Terapia Ocupacional que se dicta en cuatro años y medio.

El plan de estudios se encuentra actualmente (2021) en revisión por parte de una mesa de trabajo conformada por docentes y autoridades académicas. Una de sus principales falencias es la escasa carga horaria para las prácticas clínicas (solo 460 horas) con lo cual no cumple con uno de los puntos de los estandares mínimos de formación.

Politicas Públicas de Salud en Paraguay

El sistema de salud paraguayo no alcanza la cobertura universal en salud. Actualmente, el sistema de salud es altamente fragmentado y su capacidad es insuficiente para atender las necesidades de la población.

En el año 2015 ante la necesidad que la República del Paraguay cuente con una política de estado de atención a la salud y que perdure más allá del tiempo de mandato de los diferentes partidos políticos de turno y otorgando una cobertura universal de salud en todo el territorio nacional se aprueba la POLITICA NACIONAL DE SALUD 2015-2030.

Basados en el documento de la Organización Panamericana de la Salud (OPS): ESTRATEGIAS PARA EL ACCESO UNIVERSAL A LA SALUD Y COBERTURA UNIVERSAL DE SALUD, aprobado en octubre del 2014, un comité técnico realizó la revisión y redacción de este plan nacional de salud, el cual posteriormente fue aprobado, implementado y aplicado por el Ministerio de Salud y Bienestar Social.

Terapia Ocupacional Paraguaya en la actualidad

En Paraguay, las experiencias en la medición de la discapacidad datan del Censo Nacional de Población y Viviendas (CNPV) realizados en el año 1982, arrojando un resultado de 1,07% de personas con discapacidad, el censo de 1992, un 0,96%, y en el del año 2002, un 0,97%. Los criterios utilizados y los datos obtenidos de los últimos CNPV no son similares.

Por su parte, la JICA (Agencia de Cooperación Internacional del Japón) ha iniciado estudios cuali-cuantitativos sobre la discapacidad en diferentes regiones, basados en la carencia de datos concretos que dificulta el planteamiento de una política de atención integral hacia las personas con discapacidad, como así también el desarrollo de los programas que se pretenden llevar a cabo por las diferentes instituciones públicas, privadas y de la Sociedad Civil.

El resultado de las investigaciones de la JICA arroja resultados muy diferentes de los expuestos por los censos nacionales. En éstos el porcentaje de discapacidad en algunas regiones expone desde un 12 a un 21 % de discapacidad. Los cuales confirman las estimaciones de la OMS.

La prevalencia total de la discapacidad queda reflejada en un 25.31 % de enfermedades de nacimiento o hereditarias y un 13.35% de enfermedades crónicas como diabetes, anemia etc. Sumamos a esto un 30% de enfermedades de envejecimiento (degenerativas). Los accidentes de tránsito y laborales arrojan un 2.38% y 2.51% respectivamente,

En cuanto al marco legal, Paraguay ha ratificado y adherido a varias leyes internacionales y ha aprobado además algunas nacionales específicas como ser ley de educación inclusiva, ley de fibrosis quística, ley de autismo etc. No obstante, la promulgación de las mismas, éstas no garantizan una atención de calidad y universalidad.

Así, la atención actual de la Terapia Ocupacional está enfocada principalmente al déficit motor, con una mirada aún bastante biomédica, intentando imprimir el modelo biopsicosocial, reconociendo la importancia de la participación de la persona y la influencia de los entornos naturales.

A pasos lentos, pero firmes creemos en un enfoque a partir de las nuevas propuestas gubernamentales y luchas tantos individuales, cuantos colectivas.

A pesar de todo, esperamos, nuevas construcciones de prácticas profesionales, reconociendo e implementando propuestas capaces de romper barreras y dando oportunidad a aquellos que necesiten de asistencia integral en cualquier etapa de su vida y la Terapia Ocupacional siempre tendrá un rol importante en esta construcción.

REFERENCIAS

Hauck, J. D. (2014). La construcción del lenguaje en Paraguay: fonologías, ortografías e ideologías en un país multilingüe. Boletín de filología, *49*(2), 113-137. https://dx.doi.org/10.4067/S0718-93032014000200006

Agencia de Cooperación Internacional del Japon. (2012). *Estudio de Prevalencia de Discapacidad en la Región Oriental del Paraguay*. Delta Consultora Integral. Asunción: Paraguay. https://www.jica.go.jp/paraguay/espanol/office/others/c8h0vm0000ad5gke-att/info_06.pdf

SEÇÃO 2
FORMAÇÃO, PRÁTICAS E REDES

CAPÍTULO 9

CONSTITUIÇÃO DE UM CAMPO DE CONHECIMENTO SOBRE RELAÇÕES RACIAIS? REFLEXÕES DA/PARA A TERAPIA OCUPACIONAL BRASILEIRA

Magno Farias
Sofia Martins

Introdução

Terapeutas ocupacionais lidam com as vidas humanas, objetivando facilitar o alcance do bem-estar, a garantia de direitos e o rompimento de processos de exclusão de determinados grupos sociais. Reconhecemos o esforço da área e o desafio ainda colocado quando centralizamos debates e problemáticas pautados no marcador de raça, em tela o grupo negro, soma de pessoas autodeclaradas pretas e pardas – representado majoritariamente por 56% da população do país (Brasil, 2013).

Chamamos a atenção para o desafio porque há estruturas de opressão e privilégio que operam como impeditivas para que essa maioria se veja representada e com alcance de garantias de direitos nos distintos espaços e setores. Nesse contexto, a população negra segue sofrendo com a criminalização da raça e da pobreza e os devastadores e incontáveis casos silenciados, negligenciados e invisibilizados de racismo no Brasil, que se tornaram ainda mais evidentes na trágica pandemia da COVID-19 (Moutinho *et al.*, 2020).

Neste capítulo, buscamos compartilhar reflexões e propor um diálogo, que não tem a pretensão de serem esgotados aqui, embasados por um conjunto de considerações a partir da tardia chegada das questões raciais para a área da terapia ocupacional; do destaque de dois eventos que ocorreram no século XXI e, por fim, apresentamos demandas e caminhos que acreditamos fazer parte do compromisso da terapia ocupacional para aquilo que ainda está por vir.

Algumas considerações: a tardia chegada das questões raciais para a terapia ocupacional

As seis décadas, desde a criação do curso de terapia ocupacional em 1956 no Brasil, mostram um conjunto diversificado e contextualizado de referenciais teóricos e metodológicos que constituem os saberes e as práticas da profissão. A análise dos modos de saber-fazer da profissão torna possível a identificação e a reflexividade sobre perspectivas, referências, modelos e abordagens que configuram/configuraram o entendimento e as ações do núcleo profissional, em uma perspectiva longitudinal, historiográfica e conforme a influência de marcos históricos, sociais e políticos (Galheigo et al., 2018).

Nesse conjunto epistemológico de perspectivas adotadas pela área de terapia ocupacional é interessante pontuar sua expressão complexa e diversificada, trazendo importantes influências de movimentos sociais de resistência no contexto da redemocratização e de implementações das políticas sociais pós-constitucionais.

Nesse sentido, constata-se que a terapia ocupacional tem discutido problemáticas da condição humana da vida das pessoas, desde aspectos individuais até dimensões coletivas nos diversificados campos de atuação da profissão. No entanto, faz-se interessante questionar aqui os motivos da invisibilidade dos tensionamentos, participação e contribuição do Movimento Negro nesses contextos, especialmente quando damos luz ao surgimento temporal e histórico desse Movimento.

Gomes (2019) afirma o papel do Movimento Negro (MN), desde a primeira década do século XX, como educador, produtor de saberes emancipatórios e sistematizador de conhecimentos sobre a questão racial no Brasil, e destaca as contribuições que esse movimento social trouxe para o centro dos debates teóricos e epistemológicos das Ciências Humanas, Sociais, Jurídicas e da Saúde, nas diversificadas discussões sobre as temáticas, inequidades e processos de resistência desencadeadas pela luta do povo negro.

Embora desde o final da década de 70, ainda no período da ditadura militar, o MN, que surge junto com um conjunto de outros movimentos sociais, tenha, especificamente, contribuído para a construção de uma outra interpretação histórica da realidade da população negra e da relação com a diáspora africana; alertado a sociedade e o Estado que a desigualdade, para além de uma herança associada a um passado escravista, é um fenômeno complexo e multicausal entre os planos econômico, político e cultural (Gomes, 2019); o que conseguimos visualizar é uma chegada tardia das considerações centradas nas questões raciais na área da terapia ocupacional.

Compreendemos que a invisibilidade das contribuições do MN, especialmente para o contexto brasileiro na produção de conhecimento em terapia ocupacional, reverbera na incompreensão e na manutenção de processos de exclusão, violências, extermínios e letalidades conduzidas por duas categorias analíticas essenciais para o entendimento desses processos: *opressão* e *racismo*.

Assim, um conjunto de problemáticas configuradas pelo contexto histórico, econômico, cultural e colonial mostram-se como um caminho a percorrer pela terapia ocupacional especialmente porque nos leva a incômodos de como, nós, enquanto área, temos nos constituído e assumido a responsabilidade e o compromisso em relação às questões raciais.

A reflexão de Beagan (2020, p. 3, tradução nossa) é provocativa para considerar a urgência de repensar os incômodos:

> [...] significa que é necessária uma análise crítica para ver quem criou políticas e estruturas racistas, quem se beneficia delas, quais práticas as defendem, quais grupos estão trabalhando para fazê-los e onde as incursões podem ser feitas para mudá-las.

Em se tratando do século XXI, um dos eventos que oscilou a terapia ocupacional ocorreu, em 2020, a partir de uma efervescência de posicionamentos a favor do movimento *Black Lives Matter (BLM)* guiados pelo assassinato do George Floyd, afro-americano, por um policial branco, no decorrer da pandemia causada pela COVID-19 (Amorim *et al.*, 2020). Outro evento é o desencadeado pelos impactos desiguais de distribuição das mortes internacionais e nacionais distinguidas pelo marcador social das diferenças de raça no cenário da pandemia (Oliveira *et al.*, 2020). No caso dos setores social e saúde é necessário destacar que o preenchimento do quesito de cor/raça como um indicador compõe um dos objetivos específicos da Política Nacional de Saúde Integral à População Negra (PNSIPN) de 2009 (Brasil, 2017). No entanto, a tentativa de consolidação do item ainda permanece frágil explicitada na grave subnotificação de taxas de incidência e mortalidade por COVID-19 no território nacional e dificuldades de análise das disparidades raciais (Farias & Leite Junior, 2021; Oliveira *et al.*, 2020).

No caso da terapia ocupacional, apesar de raríssimas menções, iniciativas e esforços expressos em produções referentes e especificamente relacionadas ao racismo e às desigualdades raciais, constatamos um posicionamento embrionário, que nos parece ter emergido como reconhecimento da insuficiência do discurso das desigualdades sociais no cenário brasileiro até então, em muitos casos, reduzidos à pobreza. Parece-nos ainda que o registro da morte cruel de Floyd e as disparidades raciais na pandemia alçaram questões e complexidades configuradas pelas questões raciais, comumente negligenciadas por discursos de neutralidade e da harmonia da democracia racial.

Farias *et al.* (2020, p. 241) enfatizam a incipiência da temática população negra nas produções de conhecimento da terapia ocupacional e a necessidade de estudos sobre a temática que estejam focalizados na realidade brasileira, "tendo em vista os fenômenos, práticas e produções de conhecimento mais atrelados aos aspectos que cercam a negritude nacional, bem como os aspectos de expressão cultural afro-brasileira".

Nesse sentido, reivindica-se a urgência da necessidade de terapeutas ocupacionais brasileiros compreenderem a realidade racial nas dinâmicas globais, mas, sobretudo, no contexto local, que se delineia historicamente de forma distinta, exigindo dos profissionais um domínio que possibilite atuar juntos aos diversos indivíduos e coletivos, nos diferentes campos de atuação.

Demandas para a terapia ocupacional: o que está por vir?

Dentro do que já vem sendo proposto por diferentes grupos de terapeutas ocupacionais no que diz respeito a uma prática terapêutico-ocupacional antirracista (Ambrosio *et al.*, 2021; Amorim *et al.*, 2020; Farias *et al.*, 2018, 2020; Leite Junior *et al.*, 2021; Martins, 2021; Martins & Farias, 2020), aqui pretendemos discorrer, brevemente, sobre alguns elementos, pautando-se, sobretudo, na realidade brasileira.

A partir de um debate sobre as problemáticas sociais que envolvem as desigualdades raciais, é necessário pensar e fazer ações em terapia ocupacional compreendidas na dialética individual-coletiva/micro-macrossocial (Malfitano, 2016). Assim, nos diferentes setores e campos que trabalhamos, é fundamental ter subsídios teóricos que favoreçam uma leitura atenta das estruturas coletivas de opressão, possibilitando o entendimento dos fenômenos que, por vezes, podem parecer individuais, mas que cumprem uma relação entre a história da sociedade que desemboca no cotidiano das pessoas.

Nesse sentido, a articulação para fomentar processos *antirracistas/ antiopressivos*[10] (Farias *et al.*, 2020; Farias & Lopes, 2021) configura-se na tarefa de não reproduzir determinadas violências, mas, primordialmente, na mediação de processos de conscientização que atravessam os sujeitos que acompanhamos e os demais profissionais, independentemente do campo de atuação. Assim, embora muitas pessoas, inclusive terapeutas ocupacionais, afirmem-se como não racistas, o desafio em uma sociedade racializada é ser antirracista. Em outras palavras, além de não reproduzir essa lógica é preciso ser um agente ativo.

Alguns caminhos para essa tarefa, para além do que já foi dito, perpassam:

I. Revisitar os percursos históricos da profissão, superando uma perspectiva neutra frente aos problemas sociais, e entender que a

---

10 Baseando-nos nas elaborações de Farias & Lopes (2021), optamos pelo uso dos termos "antirracista/antiopressiva", para enfatizar o tema abordado no capítulo, mas sem se esquecer das outras formas de opressão (classe social, gênero, sexualidade, território, etc.), que inclusive se interseccionam com as problemáticas raciais, e precisam estar em diálogo em uma práxis antirracista.

ação terapêutico-ocupacional é sempre técnica e política (Barros *et al.*, 1999; Leite Junior *et al.*, 2021). Inclui-se admitir e assumir o abandono histórico desse grupo profissional em relação às questões raciais, para, a partir daí, pensar formas de posicionamento e operacionalização das práticas antirracistas por meio do trabalho coletivo com seus pares e instituições representativas.

II. Discutir teorias em torno do saber-fazer da terapia ocupacional, em diálogo com as teorias das relações raciais, subsidiando elementos teóricos para a formação inicial e contínua de terapeutas ocupacionais. Por exemplo, precisamos incorporar conhecimentos interdisciplinares como história e sociologia, além das temáticas sobre racismo, racismo estrutural, racismo institucional e a identificação e distinção entre os termos estereótipo/racismo/preconceito/bullying/injúria racial/discriminação (Martins, 2021) nos currículos dos cursos de terapia ocupacional no âmbito da graduação e da pós-graduação.

III. Debater a prática profissional, voltando-se para a formulação de estratégias, recursos e tecnologias para a realização de trabalhos que compreendam as questões raciais em seus processos.

IV. Conduzir as ações de forma consistente ao antirracismo, requerendo empenho e colaboração das lideranças e conselhos representativos da terapia ocupacional – não somente em datas pontuais, mas na construção de agendas permanentes de fomento de estratégias e políticas que possibilitem a prática da terapia ocupacional com caráter antirracista. Isso envolve buscar investimento em capacitação, articular recursos humanos, financiamentos, etc.

Dentro de todo esse processo, um ponto importante, é compreender, que em diferentes setores de atuação da terapia ocupacional no Brasil já existem algumas políticas públicas sociais para fomentar o trabalho voltado para os debates sobre as desigualdades raciais, e que terapeutas ocupacionais podem ser articuladores dessas políticas em diferentes setores, tendo como parâmetro o Estatuto da Igualdade Racial (Lei nº 12.288, de 20 de julho de 2010). Assim, os caminhos apresentados tratam os recursos profissionais como centrais para estar e agir no campo social, no fomento da cidadania e universalização dos direitos (Lopes, 2016). Acreditamos que esses quatro pontos sejam elementos centrais para consolidar parâmetros para uma práxis antirracista e para a construção de instrumentos próprios para a terapia ocupacional, no trabalho cotidiano e na produção de conhecimentos, mas também em agendas dos conselhos representativos.

Assim, compreendemos, a partir das leituras de Kilomba (2019), que é fundamental o entendimento pelos terapeutas ocupacionais das dimensões do racismo estrutural e institucional e suas relações, e, sobretudo, com o racismo cotidiano. Isso porque terapeutas ocupacionais possuem a possibilidade de "poder contribuir para a elaboração crítica do cotidiano do sujeito" (Galheigo, 2003, p. 108), o que permite o agir conjunto com o/os outro/os para pensar e compreender essa vida de todo dia, que, de certo, são marcadas pelas relações de racialização.

Ou seja, entendemos que terapeutas ocupacionais precisam, de forma dialética, compreender as perversidades do racismo estrutural, que operam nas estruturas sociais e políticas; do racismo institucional que estabelece as desigualdades em nível dos sistemas e das agendas educativas, mercado de trabalho, justiça criminal, etc.; mas, especialmente, analisar como essas questões podem ser sensíveis e geradoras de dores no cotidiano dos sujeitos – ao que Kilomba (2019) denomina de *racismo cotidiano*. Sobre a especificidade desse racismo, compreende-se que "o racismo cotidiano não é um 'ataque único' ou um 'evento discreto', mas sim uma 'constelação da experiência de vida', uma 'exposição constante ao perigo', um 'padrão contínuo de abuso' que se repete incessantemente ao longo da biografia de alguém [...]" (Kilomba, 2019, p. 80).

Nesse sentido, instrumentalizar essa categoria de racismo no cotidiano, e suas dimensões com as relações estrutural e institucional, é central para os terapeutas ocupacionais atuarem, e, mais que isso, compreenderem de forma concreta as consequências diárias da sociedade estruturada na (re) produção das desigualdades raciais (Martins, 2021). Como destaca Audre Lorde, em texto publicado originalmente em 1984, colocando a experiência de mulheres negras.

> Mas nós, mulheres negras e seus filhos, sabemos que o tecido de nossa vida é costurado com violência e ódio, que não há descanso. Não lidamos com isso apenas nas filas de piquete, ou em becos escuros à noite, ou nos lugares onde ousamos verbalizar nossa resistência. Para nós, cada vez mais, a violência permeia a rotina de nossa vida – no supermercado, na sala de aula, no elevador, na clínica e no pátio da escola, vinda do bombeiro, do padeiro, da vendedora, do chofer de ônibus, da caixa de banco, da garçonete que não nos atende (Lorde, 2019, p. 244).

Considerações finais

Uma pergunta que nos atravessa enquanto terapeutas ocupacionais frente a esse conjunto de reflexões é: será que estaríamos caminhando para a constituição de um campo de conhecimento na terapia ocupacional sobre as relações raciais?

Para nós, esse seria um caminho interessante, mas admitimos que requer um percurso longo ainda, dentro daquilo que diz da necessidade de retomar a história, (re) inventar o presente e projetar o futuro. Assim, vários movimentos ainda são requeridos para esse tema consolidar/ocupar lugares dentro da terapia ocupacional, como nas bases legais, curriculares, representativas e científicas.

Sendo assim, um aspecto que acreditamos ser importante pontuar é que esse caminho deve e pode possibilitar maiores espaços para instrumentalizar e problematizar a prática profissional, em diálogo com a necessidade dessa temática ser cada vez mais qualificada no campo das produções de conhecimentos científicos, onde nós, como terapeutas ocupacionais interessados nos cotidianos e nos modos de vida dos sujeitos, possamos contribuir para entender e intervir nas problemáticas sociais, que dizem da racialização da sociedade, em prol de tornar a vida das pessoas cada vez mais pautadas nas *liberdades* individuais e coletivas (Amorim *et al.*, 2020; Farias & Lopes, 2021). Para isso consideramos fundamental aceitar o desafio de lutar pela implementação de políticas públicas para a população negra e por quê não contar com o compromisso, a solidariedade e a responsabilidade política de toda a sociedade neste processo em busca de equidades e justiças sociais.

REFERÊNCIAS

Ambrosio, L., Echeverría, V. R., Rodolfo, M., Queiroz, A. G., & Silva, C. R. (2021). La urgencia de una Terapia Ocupacional Antirracista. *Revista de Estudiantes de Terapia Ocupacional, 8*(1), 1-17.

Amorim, S. G., Martins, S., Leite Junior, J. D., & Farias, M. N. (2020). "Asfixias sociais" da população negra e questões para a Terapia Ocupacional . *REVISBRATO, 4*(5), 719-733.

Barros, D. D., Ghirardi, M. I. G., & Lopes, R. E. (1999). Terapia ocupacional e sociedade. *Revista de Terapia Ocupacional da Universidade de São Paulo*, (pp. 69-74).

Beagan, B. L. (2020). Commentary on racism in occupational science. *Occupational Science, 28*(3), 410-413.

Brasil. (2013). *Características Étinico-raciais da população: classificações e identidades* (2. ed.). J. L. Petruccelli & A. L. Saboia (Eds.). IBGE.

Brasil. (2017). *Política Nacional de Saúde Integral da População Negra: uma política do SUS* (3. ed.). Editora do Ministério da Saúde.

Farias, M. N., & Leite Junior, J. D. (2021). Vulnerabilidade social e Covid-19: considerações com base na terapia ocupacional social. *Cadernos Brasileiros de Terapia Ocupacional, 29*(0), e2099.

Farias, M. N., & Lopes, R. E. (2021). Pensar/fazer como prática da liberdade: a terapia ocupacional e o centenário de Paulo Freire. *Cadernos Brasileiros de Terapia Ocupacional, 29*.

Farias, M. N., Leite Junior, J. D., & Costa, I. R. B. B. da. (2018). Terapia ocupacional e população negra: possibilidades para o enfrentamento do racismo e desigualdade racial. *REVISBRATO, 2*(1), 228-243.

Farias, M. N., Leite Junior, J., & Amorim, S. S. (2020). Por uma formação e prática antirracista: consideraçções para a terapia ocupacional. *Revista Chilena de Terapia Ocupacional, 20*(2), 237-247.

Galheigo, S. M. (2003). O cotidiano na terapia ocupacional: cultura, subjetividade e contexto histórico-social. *Revista de Terapia Ocupacional da Universidade de São Paulo, 14*(3), 104-109.

Galheigo, S. M., Braga, C. P., Arthur, M. A., & Matsuo, C. M. (2018). Produção de conhecimento, perspectivas e referências teórico-práticas na terapia ocupacional brasileira: marcos e tendências em uma linha do tempo. *Cadernos Brasileiros de Terapia Ocupacional, 26*(4), 723-738.

Gomes, N. L. (2019). *O movimento negro educador: saberes construídos nas lutas por emancipação*. Vozes.

Kilomba, G. (2019). *Memórias da plantação: episódios de racismo cotidiano*. Orfeu Negro.

Leite Junior, J. D., Farias, M. N., & Martins, S. (2021). Dona Ivone Lara e terapia ocupacional: devir-negro da história da profissão. *Cadernos Brasileiros de Terapia Ocupacional, 29*, e2171.

Lopes, R. (2016). Cidadania, direitos e terapia ocupacional. In: R. E. Lopes & A. P. S. Malfitano (Eds.), *Terapia ocupacional social: desenhos teóricos e contornos práticos* (pp. 29-48). São Carlos: EdUFSCar.

Lorde, A. (2019). Idade, raça, classe e gênero: mulheres redefinindo a diferença. In H. B. de Hollanda (Eds.), *Pensamento feminista: conceitos fundamentais* (pp. 239-249). Rio de Janeiro: Bazar do tempo.

Malfitano, A. P. S. (2016). Contexto social e atuação social: generalizações e especificidades na terapia ocupacional. In: R. E. Lopes & A. P. S. Malfitano (Eds.), *Terapia ocupacional social: desenhos teóricos e contornos práticos* (pp. 117-133): São Carlos: EdUFSCar.

Martins, S. (2021). *Repercussões da experiência de racismo nas ocupações maternais de mulheres negras: estratégias de enfrentamento* (Tese de Doutorado). Universidade Federal de São Carlos.

Martins, S., & Farias, M. N. (2020). Práticas de terapia ocupacional e contexto sociocultural: caso de uma menina negra. In: L. C. C. Gradim, T. N. Finarde & D. C. M. Carrijo (Orgs.), *Práticas em terapia ocupacional* (pp. 32-37). Barueri: Manole.

Moutinho, L., Cesarino, P. de N., & Carmo, M. M. (2020). Precisamos falar sobre racismo e desigualdade social na academia e no campo editorial brasileiros. *Revista de Antropologia, 63*(2), e174716.

Oliveira, R. G., Cunha, A. P., Gadelha, A. G., Carpio, C. G., Oliveira, R. B., & Corrêa, R. M. (2020). Desigualdades raciais e a morte como horizonte: considerações sobre a COVID-19 e o racismo estrutural. *Cadernos de Saúde Pública, 36*(9), 150120.

CAPÍTULO 10

PÓS-GRADUAÇÃO STRICTO SENSU EM TERAPIA OCUPACIONAL: Percurso do PPGTO/UFSCar na institucionalização acadêmica da área no Brasil

Ana Paula Serrata Malfitano
Thelma Simões Matsukura
Cláudia Maria Simões Martinez
Roseli Esquerdo Lopes

Introdução

A preocupação com a pesquisa na área de terapia ocupacional reflete seu crescimento e desenvolvimento profissionais. O aumento dos cursos de graduação em universidades públicas no Brasil, a inserção de docentes terapeutas ocupacionais em programas de pós-graduação, bem como a sua produção de conhecimento vêm se desdobrando em discussões da área acerca de pesquisa, acesso a financiamentos, estabelecimento no sistema brasileiro de pós-graduação, publicação e divulgação acadêmicas.

O impacto para que tais preocupações passassem a ser mais presentes decorreu do aumento do número de cursos de formação de terapeutas ocupacionais (desde meados da década de 1970 e fortemente a partir da década de 1990), que gerou novas necessidades no mercado de trabalho e a consequente demanda pela formação de profissionais para a docência, colocando em tela a produção de conhecimento entre os terapeutas ocupacionais. Foi então que estes ampliaram a busca pela formação pós-graduada, iniciando com Especializações, Aprimoramentos e, mais tarde, com Mestrado, Doutorado e estágios de Pós-Doutorado, delineando-se o quadro atual.

É importante ressaltar que se compreende que a produção de conhecimento decorre de diferentes percursos, contudo, a Universidade sedia, de modo muito relevante, um local de indagações acerca da realidade e da oferta de respostas às demandas humanas e sociais (Santos, 2010). Como parte desta discussão, toma-se a terapia ocupacional como uma disciplina acadêmica que produz conhecimento e o aplica para a resolução de problemas efetivos, notadamente concernentes aos processos de intervenção com a população para a qual se voltam seus profissionais (Malfitano *et al.*, 2018), devendo, portanto, dedicar-se à pesquisa específica, a partir de seu núcleo de conhecimento, contribuindo com aquela oferta de respostas para problemáticas presentes na sociedade contemporânea.

Entretanto, a institucionalização acadêmica da área no mundo, notadamente por meio da pós-graduação *strictu sensu* (com cursos de mestrado e doutorado) é bastante modesta nos diferentes países, implicando na necessidade do desenvolvimento de pesquisas e, consequentemente, da ampliação do conhecimento em terapia ocupacional (Malfitano *et al.*, 2018).

Em termos de uma regionalização geográfica, na América Latina, até 2018, contávamos com apenas três cursos de mestrado em terapia ocupacional, sendo um no México, um no Brasil e, recentemente, outro no Chile. Debruçamo-nos neste texto sobre o Programa de Pós-Graduação em Terapia Ocupacional (PPGTO), sediado na Universidade Federal de São Carlos (UFSCar), no Brasil. No contexto nacional, o PPGTO/UFSCar foi o único Programa específico em terapia ocupacional até 2019, ano em que se iniciaram no país outros dois cursos, a saber: mestrado acadêmico em Estudos da Ocupação, na Universidade Federal de Minas Gerais (Petten, Faria-Fortini & Magalhães, 2019), e mestrado profissional em Terapia Ocupacional e Processos de Inclusão, na Universidade de São Paulo (Almeida & Oliver, 2019).

PPGTO/UFSCar: Apresentação

O Programa de Pós-Graduação em Terapia Ocupacional da Universidade Federal de São Carlos (PPGTO/UFSCar), aprovado pela CAPES (Coordenação de Aperfeiçoamento de Pessoal de Nível Superior)[11], compondo a Área de Educação Física, Fonoaudiologia, Fisioterapia e Terapia Ocupacional (também conhecida como Área 21 da CAPES), iniciou suas atividades em 2010, no nível de mestrado acadêmico. Em 2014, foi apresentada sua proposição do Curso de Doutorado em Terapia Ocupacional que, aprovada, recebeu sua primeira turma em setembro de 2015.

O PPGTO/UFSCar organiza-se a partir de uma Área de Concentração denominada PROCESSOS DE INTERVENÇÃO EM TERAPIA OCUPACIONAL, ou seja, pretende-se que suas investigações contemplem uma perspectiva epistemológica do campo, assim como aspectos intrínsecos das práticas desenvolvidas pela terapia ocupacional. Trata-se de pesquisas sobre intervenções terapêutico-ocupacionais, da avaliação à intervenção, que se debrucem sobre os processos de inclusão e exclusão social, desde a promoção/prevenção até a reabilitação, a que estão submetidas as populações alvo das ações da terapia ocupacional no Brasil.

Como decorrência dessa opção, sua configuração inicial foi composta por duas Linhas de Pesquisa: "PROMOÇÃO DO DESENVOLVIMENTO HUMANO EM

---

11 Fundação do Ministério da Educação (MEC) no Brasil e que desempenha papel fundamental no gerenciamento do sistema de pós-graduação *stricto sensu* (mestrado e doutorado) em todos os estados da Federação.

Contextos da Vida Diária" e "Redes Sociais e Vulnerabilidades", uma vez que traduziam a vocação e a trajetória histórico-acadêmica dos pesquisadores do Departamento de Terapia Ocupacional (DTO) da UFSCar naquele momento. Em 2017, fruto da entrada de novos docentes e do amadurecimento de estudos com maior foco na articulação entre terapia ocupacional e os processos de intervenção no âmbito da saúde mental, foi criada sua terceira Linha de Pesquisa: "Cuidado, Emancipação Social e Saúde Mental".

As pesquisas realizadas têm como centro as temáticas que versam sobre o desenvolvimento típico e atípico do ser humano; a análise e a adaptação de atividades do cotidiano para populações com deficiências, por incapacidades temporárias ou permanentes; o cuidado de sujeitos e grupos em sofrimento psíquico; proposições de novas tecnologias de intervenções terapêutico-ocupacionais, que minimizem a dependência e facilitem a autonomia nos diversos contextos da vida cotidiana (em casa, na escola, no trabalho, na vida social); a inclusão de populações em processos de ruptura das redes sociais de suporte; as políticas públicas direcionadas às populações para as quais se volta a terapia ocupacional; os fundamentos históricos e os referenciais teórico-metodológicos da terapia ocupacional; e a produção e aplicação de novos conhecimentos e tecnologias de intervenção em terapia ocupacional para a abordagem de problemas sociais.

Essas temáticas constituem objetos de investigação em terapia ocupacional, socialmente relevantes, que respondem a muitas necessidades da sociedade brasileira.

A linha *Promoção do Desenvolvimento Humano nos Contextos da Vida Diária* realiza estudos sobre as intervenções em terapia ocupacional nos contextos da vida diária das pessoas ao longo dos seus ciclos de vida, sob a ótica do desenvolvimento humano, contemplando processos de funcionalidade e de incapacidade, bem como as situações de risco. Os fundamentos epistemológicos desta linha vêm da Saúde, Educação e Terapia Ocupacional e apoiam-se nos estudos de bases neurobiológicas, cognitivas, psicossociais do desenvolvimento humano para respaldar investigações que buscam compreender como a atividade ou ocupação humana e o ambiente interferem na promoção do desenvolvimento saudável, na participação e no engajamento das pessoas no cotidiano, no desempenho ocupacional, na independência e na autonomia do ser humano, dentro de uma perspectiva voltada para a aquisição de habilidades e de oportunidades de inserção social. Faz uso de métodos qualitativos e/ou quantitativos de investigação. As pesquisas visam à criação de tecnologias sociais, de recursos terapêuticos e de intervenções que facilitem e estimulem o desenvolvimento, o desempenho ocupacional e o engajamento em ocupações significativas nos diversos contextos cotidianos, nas situações de limitações, temporárias ou permanentes, buscando promover melhoria da qualidade de vida.

Integram a linha "Promoção do Desenvolvimento Humano nos Contextos da Vida Diária" os laboratórios LAD – Laboratório de Pesquisa em Atividade e

Desenvolvimento e o LAFATec – Laboratório de Análise Funcional e Ajudas Técnicas. O LAD desenvolve pesquisas direcionadas para as relações entre Atividade Humana e o Desenvolvimento há quase três décadas, por meio de trabalhos de ensino, pesquisa e extensão em diferentes etapas do curso de vida (do nascimento à velhice); suas atividades vinculam-se principalmente às temáticas: "Terapia Ocupacional: processos do desenvolvimento, ocupação humana e tecnologias em saúde"; "Promoção do desenvolvimento infantil no contexto da vida familiar e da escola"; "Terapia Ocupacional, Contexto Hospitalar e Cuidados Paliativos" e "Terapia Ocupacional e atenção integral à infância". O LAFATec, implantando em 2010, desenvolve pesquisas básicas e aplicadas, buscando evidências científicas que contribuam para aprimorar os procedimentos terapêuticos, com temas que versam sobre análise do desempenho durante atividades e tarefas funcionais, mensuradas a partir de instrumentos e equipamentos tais como eletromiografia de superfície, testes funcionais padronizados, sistema de mapeamento de pressão, captação de imagens do desempenho, dentre outros recursos de pesquisa.

A linha *Redes Sociais e Vulnerabilidades* realiza estudos sobre as intervenções de terapia ocupacional com as populações em situação de vulnerabilidade social e o desenvolvimento de tecnologias sociais de inserção, participação e autonomia. Dialoga com temáticas sociais, tais como a pobreza, as políticas sociais, a ocupação do espaço urbano, a identidade cultural, o acesso a serviços sociais (saúde, educação, cultura, assistência social, justiça e outros) e correlatas. São desenvolvidas pesquisas com foco nas crianças e adolescentes em situação de vulnerabilidade social, na juventude contemporânea, nas populações em situação de rua, na inserção e participação social de pessoas com deficiência e de pessoas com transtorno mental, na geração de renda e de valor com relação ao mundo do trabalho. Seu aporte epistemológico vem da Saúde Coletiva, da Educação, das Ciências Sociais, especialmente, da Antropologia e da Sociologia, e da Terapia Ocupacional Social; lidando com a fundamentação de estudos acerca das práticas e dos processos de transformação cultural e de exclusão/inclusão social, da atenção territorial e comunitária, da educação, formal e não formal, combinando referências para a construção das metodologias de intervenção requeridas nesses contextos.

O Laboratório METUIA – Terapia Ocupacional Social e o AHTO – Atividades Humanas e Terapia Ocupacional integram a linha Redes Sociais e Vulnerabilidades. O METUIA, que desenvolve atividades de ensino, pesquisa e extensão desde o início dos anos 2000, volta-se para a terapia ocupacional social, a educação e a saúde pública em suas interfaces no campo social, destacando-se os seguintes eixos de estudos: a) o papel dos profissionais, especialmente os terapeutas ocupacionais, na atenção territorial e comunitária, com enfoque nas políticas sociais; b) as metodologias de ação junto a grupos populacionais em situação de vulnerabilidade e/ou em processos de ruptura das redes sociais de suporte; c) a questão juvenil no Brasil; d) as ações de educação formal, básica e superior, e de educação não formal, tomando-se a escola pública como equipamento social fundamental para o acesso aos bens sociais, aos direitos e à cidadania; e) as estratégias de formação e educação permanente de profissionais para a intervenção na terapia ocupacional; f) referenciais teóricos, práticas e processos de transformação cultural e de exclusão/inclusão social; g) história, memórias e fundamentos da terapia ocupacional no Brasil e na América Latina. O AHTO, desde 2015, se volta para o campo da arte, cultura e desenvolvimento social, focalizando a atividade humana, sendo que sua proposta envolve esse tema desde sua perspectiva histórica, sua utilização prática até o ensino e a formação de terapeutas ocupacionais, buscando agregar perspectivas transdisciplinares com distintos enfoques, dada sua complexidade e a pluralidade da atuação profissional.

A linha *Cuidado, Emancipação Social e Saúde Mental* realiza estudos sobre as intervenções de terapia ocupacional com as populações em sofrimento psíquico, em suas mais diversas problemáticas, que visem ao cuidado da saúde mental de sujeitos individuais e coletivos como potência para a realização de atividades/ocupações significativas no cotidiano, em uma perspectiva de emancipação social. Trabalha com aportes epistemológicos da Saúde Mental em suas relações com a Saúde Coletiva e as Ciências Humanas e Sociais, dialogando com os pressupostos da Terapia Ocupacional na Atenção Psicossocial, da Terapia Ocupacional como Produção de Vida e da Terapia Ocupacional Dinâmica. As investigações abarcam contribuições da terapia ocupacional focalizando: a) as singularidades dos sujeitos e de seus contextos, com destaque para o território e para a rede de atenção psicossocial, b) as especificidades existentes e potenciais para o desenvolvimento de tecnologias sociais e de cuidado e de processos de emancipação social. As pesquisas envolvem temáticas como terapia ocupacional e atenção psicossocial; processos terapêuticos e raciocínio clínico-profissional; saúde mental do adulto; saúde mental infanto-juvenil; inclusão social pelo trabalho e economia solidária; processos de emancipação social; políticas públicas de saúde; processos de gestão e trabalho; redes colaborativas para o trabalho e educação permanente com ênfase na saúde mental.

À linha Cuidado, Emancipação Social e Saúde Mental filia-se o Laboratório de Pesquisa em Terapia Ocupacional e Saúde Mental – La Follia. Criado em 1997, desenvolve estudos sobre intervenções de terapia ocupacional com as populações em sofrimento psíquico, em suas mais diversas problemáticas, que visem ao cuidado da saúde mental de sujeitos individuais e coletivos como potência para a realização de atividades/ocupações significativas no cotidiano, em uma perspectiva de emancipação social.

O PPGTO/UFSCar foi elaborado considerando-se o princípio que um programa de pós-graduação tem por função a produção de novos pesquisadores, novos conhecimentos, sua disseminação e sua utilização, funcionando como um centro multiplicador de ideias e contribuindo para o crescimento de uma determinada área de conhecimento. Trata-se de consolidar e ampliar conhecimentos já adquiridos, como também de se projetar em direção às novas tendências na área, tendo como objetivo específico a formação de pesquisadores em terapia ocupacional capacitados a explorarem as ferramentas que constituem as bases da área em seus aspectos teóricos e práticos ou aplicados.

A criação de um programa de pós-graduação *strictu sensu* específico da área de terapia ocupacional vinha sendo trabalhada pela UFSCar desde 1999, quando foi feita a primeira proposição à CAPES, motivada pela falta de um programa de capacitação para os profissionais brasileiros e pelo potencial da UFSCar em oferecer essa formação. Destacava-se a inexistência de programas de pós-graduação *stricto sensu* em terapia ocupacional no Brasil, fato que influenciou fortemente a formação de pesquisadores da área em nível nacional e, consequentemente, a produção de conhecimento específico no país. Essa situação vinha forçando aqueles que desejavam se capacitar a se inserirem em programas de áreas afins, o que exigiu um esforço de acomodação e de trabalhos de interfaces, prevalecendo, legitimamente, a ênfase na área onde se realizavam os referidos programas.

Neste contexto, buscando a especificidade no campo da terapia ocupacional, os esforços permaneceram ativos até a instituição do PPGTO, em 2010. Os objetivos principais deste primeiro programa *stricto sensu* em terapia ocupacional no país são fruto de demandas presentes no território nacional e latino-americano relacionadas ao desenvolvimento científico do campo e à necessidade de formação pós-graduada em terapia ocupacional (Malfitano *et al.*, 2013). Visa, igualmente, à formação de recursos humanos mais bem capacitados para atuarem no ensino superior na área, que teve franca expansão no território brasileiro durante os anos 2000 (Pan & Lopes, 2016).

O PPGTO-UFSCar direciona-se a graduados em terapia ocupacional e em outros cursos de interface (como enfermagem, fisioterapia, educação física, psicologia, pedagogia, ciências sociais, educação especial), com o intuito de formar profissionais da saúde, da educação e do campo social que produzam conhecimento e tecnologias voltadas às temáticas dos contextos do desenvolvimento, dos cotidianos, da saúde mental e dos processos de inserção social.

A oferta de disciplinas é semestral, sendo classificadas em obrigatórias e optativas. As obrigatórias foram criadas visando oferecer ao aluno uma formação em pesquisa, cumprindo os requisitos de natureza metodológica e os do campo da terapia ocupacional. Já as optativas buscam dar suporte aos objetivos específicos de cada uma das linhas de pesquisa do Programa, propiciando ao estudante a ampliação da sua formação e possibilitando um diálogo de forma mais personalizada com os objetivos da sua pesquisa.

No curso de mestrado, que resulta em uma dissertação, prevê-se uma realização em 24 meses, e no curso de doutorado, que resulta em uma tese, em 48 meses[12]. Até o final do ano de 2021, portanto, com mais de dez anos de fun-

---

12   Todo o detalhamento da estrutura organizacional dos cursos de mestrado e doutorado encontra-se no sítio eletrônico do Programa: www.ppgto.ufscar.br

cionamento do curso de mestrado, iniciado em 2010, e com seis anos do curso de doutorado, iniciado em 2015, o PPGTO-UFSCar formou 130 mestres e 33 doutores em terapia ocupacional. Além das dissertações e teses, foram também desenvolvidos estudos de pós-doutorado, associados a docentes e aos laboratórios a que se vincularam.

A produção de conhecimento em terapia ocupacional: desafios para a área

Como dito anteriormente, a preocupação com o campo da pesquisa na terapia ocupacional reflete seu crescimento e desenvolvimento profissionais; analisando as questões específicas da área, considera-se fundamental a produção de conhecimento científico específico acerca da contribuição da intervenção terapêutico--ocupacional por meio das políticas nacionais de saúde, de assistência social, de justiça, de cultura e de ensino, particularmente no tocante às proposições inclusivas para grupos com relação aos quais dedicamos nossa atenção.

Acredita-se que o crescimento e o fortalecimento da área no nível da pesquisa e da pós-graduação *stricto sensu* contribuem para a compreensão e intervenção em problemáticas contemporâneas, como também para a formulação de estratégias em prol daqueles grupos populacionais, tais como pessoas em sofrimento psíquico, com deficiências e incapacidades, excluídas socioeconomicamente da vida social, entre outros.

Assim, debatemo-nos sobre "como articular, na terapia ocupacional brasileira, a correlação entre o desenvolvimento da área, ou seja, seu esforço em ciência, tecnologia e inovação, e os processos de inclusão-exclusão social a que estão submetidas as populações alvo de suas intervenções profissionais" no Brasil (Lopes *et al.*, 2008, p. 160). Tais questionamentos avançarão na medida em que possamos ganhar espaços institucionais e legitimidade acadêmico-científica.

Quanto ao atual quadro de institucionalidade da pesquisa e da pós-graduação no cenário brasileiro, por meio de um levantamento dos Grupos de Pesquisa cadastrados no Diretório de Grupos de Pesquisa do Conselho Nacional de Desenvolvimento Científico e Tecnológico – CNPq, na grande área da Saúde, onde se insere a subárea de Fisioterapia e Terapia Ocupacional, que apresentassem o termo "Terapia Ocupacional" no nome do grupo, no título de linha de pesquisa ou em suas palavras-chave, foram encontrados 50 grupos registrados (CNPq, 2021), demonstrando um crescimento significativo desde 2010, quando a área tinha o registro de 26 grupos de pesquisa (Lopes *et al.*, 2010). Entretanto, este crescimento de quase 100% tem se manifestado de forma bastante lenta em solicitações e aumento de demandas aos órgãos responsáveis pela pesquisa no Brasil, assim como no crescimento de programas de pós-graduação *strictu sensu* em terapia ocupacional no país, refletindo um quadro sobre a pesquisa em terapia ocupacional no Brasil, assim como em toda a América Latina, incipiente e com grandes desafios para sua efetivação, reconhecimento e institucionalização.

O processo histórico até aqui, que teve o empenho de diferentes colegas, reflete esforços e avanços coletivos para o crescimento acadêmico-institucional da terapia ocupacional. Porém, são muitos os desafios para a manutenção da pós-graduação *stricto sensu*, como também é urgente lidarmos com a necessidade de sua ampliação em toda América Latina, para que haja condições de fortalecimento e expansão da produção de conhecimento específico na região.

Os diálogos e inserções da terapia ocupacional na esfera da pesquisa não são dados e envolvem disputas em campos já consolidados e em debates acerca de suas regras, funcionamento e acessos.

Nossa concreta participação depende de nossa capacidade de organização coletiva para ocupação qualificada dos espaços institucionais legitimados na pesquisa e na pós-graduação; igualmente, depende da presença da terapia ocupacional produzindo conhecimentos que sejam relevantes e se aglutinem no ponto comum de trabalho para toda a profissão: a promoção da autonomia, da inclusão e da participação social dos sujeitos.

Está posta para a terapia ocupacional a possibilidade de crescimento também no campo da pesquisa, sendo que, para tanto, é necessário que enfrentemos os processos de qualificação de seus pesquisadores, de aumento de doutores, de criação de novos programas *stricto sensu*, de qualificação e reconhecimento dos seus periódicos específicos, de acesso ao financiamento de pesquisas e, sobretudo, de tensionamento para que haja a valorização das análises de práticas sociais dedicadas à compreensão e abordagem das temáticas que interpelam a área (Lopes & Malfitano, 2009).

Assim, com as mesmas palavras advindas do I Seminário Nacional de Pesquisa em Terapia Ocupacional, organizado pela Rede Nacional de Ensino e Pesquisa em Terapia Ocupacional, que vem envidando esforços para a continuidade desta história, com a devida institucionalização acadêmica da área de terapia ocupacional no Brasil (Borba *et al.*, 2021), finalizamos este texto:

> Podemos inferir que, para a consolidação desse campo, muitas etapas deverão ainda ser cumpridas e enfrentadas. Certamente, tem-se hoje um contingente de pesquisadores, em diferentes momentos dessa carreira, que vêm acumulando experiência e condições para a realização das tarefas. Nosso pequeno número é um entrave, mas nossa qualidade tem sido, apesar disso, demonstrada. As perspectivas para a área como um todo dependerão de sua capacidade de avanço no âmbito da pesquisa, precisamos que isso reste claro em nosso horizonte profissional e que permaneçamos, como vimos fazendo, fortemente atuantes (Lopes & Malfitano, 2009, p. 120).

REFERÊNCIAS

Almeida, M. C. & Oliver, F. C. Mestrado profissional em terapia ocupacional na Universidade de São Paulo: apostando na força dos processos coletivos. (2019). *Cadernos Brasileiros de Terapia Ocupacional*, *27*(2), 233-234. https://doi.org/10.4322/2526-8910.ctoED27022.

Borba, P. L. O., Vasters, G. P., Malfitano, A. P. S., Oliver, F. C., Andrade, A. & Lopes, R. E. (2021). IV e V edições do Seminário Nacional de Pesquisa em Terapia Ocupacional: registro das memórias, futuros-presente. *Cadernos Brasileiros de Terapia Ocupacional,* 29, e2010. https://doi.org/10.1590/2526-8910.ctoARF2010.

CNPq. Conselho Nacional de Desenvolvimento Científico e Tecnológico. (2021). *Diretório de Grupos de Pesquisa.* http://lattes.cnpq.br/web/dgp.

Lopes, R. E., Oliver, F. C., Malfitano, A. P. S., Galheigo, S. M. & Almeida, M. C. (2008). XI Encontro Nacional de Docentes de Terapia Ocupacional: refletindo sobre os processos de formação acadêmica e profissional. *Rev. Ter. Ocup. Univ. São Paulo, 19*(3), 159-166.

Lopes, R. E., Malfitano, A. P. S., Oliver, F. C., Sfair, S. C. & Medeiros, T. J. (2010). Pesquisa em terapia ocupacional: apontamentos acerca dos caminhos acadêmicos no cenário nacional. *Rev. Ter. Ocup. Univ. São Paulo, 21*(3), 207-214. https://doi.org/10.11606/issn.2238-6149.v21i3p207-214

Lopes, R. E. & Malfitano, A. P. S. (2009) Perspectivas e desafios para a pesquisa em terapia ocupacional: uma análise do seu I Seminário Nacional de Pesquisa. *Cadernos de Terapia Ocupacional da UFSCar*, 17 (Suplemento Especial), 115-120.

Malfitano, A. P. S.; Monzeli, G. A.; Bardi, G. & Lopes, R. E. (2018). Scope of occupational therapy postgraduate degrees around the world. *Revista de la Facultad de Medicina, 66*(3), 335-341. https://doi.org/10.15446/revfacmed.v66n3.63395

Malfitano, A. P. S.; Matsukura, T. S.; Martinez, C. M. S.; Emmel, M. L. G., & Lopes, R. E. (2013). Programa de pós-graduação stricto sensu em terapia ocupacional: fortalecimento e expansão da produção de conhecimento na área. *Revista Brasileira de Atividade Física e Saúde*, 18, 105-111. http://dx.doi.org/10.12820/2317-1634.2013v18n1p105

Pan, L. C. & Lopes, R. E. (2016). Políticas de ensino superior e a graduação em Terapia Ocupacional nas Instituições Federais de Ensino Superior no Brasil. *Cadernos de Terapia Ocupacional da UFSCar, 24*(3), 457-468, https://doi.org/10.4322/0104-4931.ctoAO0704.

Petten, A. M. V. N. V., Faria-Fortini, I., & Magalhães, L. C. (2019) Um novo mestrado em terapia ocupacional: perspectivas e desafios. *Cadernos Brasileiros de Terapia Ocupacional, 27*(2), 231-232. https://doi.org/10.4322/2526-8910.ctoED27021.

Santos, B. S. (2010). *A universidade no século XXI*: para uma reforma democrática e emancipatória da universidade. (3. ed.). São Paulo: Cortez.

CAPÍTULO 11

ESTRATEGIAS, INTERVENCIONES Y TEMÁTICAS MANEJADAS POR LOS TERAPEUTAS OCUPACIONALES COLOMBIANOS EN TIEMPOS DE PANDEMIA

Juan Manuel Arango Soler
Yerson Alí Correa Moreno
Jaime Alberto Méndez Castillo
Luis Alfredo Arango Soler

Introducción

La pandemia ocasionada por la expansión del virus SARS-CoV-2 ha suscitado una crisis inusitada en el ámbito sanitario, social y económico a lo largo del mundo, siendo el COVID-19 un desafío que en algunos contextos nacionales amenazó y amenaza con convertirse en una problemática humanitaria y política (Organización Panamericana de la Salud, 2020). En el caso específico de América Latina, muchas de las actividades, modalidades y estrategias de atención sanitaria dirigidas a otras enfermedades fueron suspendidas o postergadas, dificultando que las personas llegaran a servicios esenciales para tratar sus problemas de salud (Organización Panamericana de la Salud, 2020). Dicho escenario de postergación de consultas, inasistencia a los controles y reconocimientos médicos, falta de cuidados especializados, aplazamiento de procedimientos sanitarios y de la atención en salud en general, tuvo que ver, asimismo, con la actitud de las personas, quienes no querían acercarse a las instituciones prestadoras de servicios de salud para evitar el contagio. En ese sentido, se requería y sigue siendo menester la continuidad de los demás servicios sanitarios diferentes a aquellos destinados a abordar la problemática del coronavirus para que todos tengan acceso oportuno y resuelvan sus necesidades de salud, algo que ha ido ocurriendo de manera progresiva.

En esta coyuntura, algunos profesionales de Terapia Ocupacional (TO) han tenido que involucrarse en la intervención directa de sujetos con COVID-19 y en escenarios de atención aguda, ya fuese porque hacía parte de su trabajo habitual o porque fueron traslados a la primera línea (Scott, 2020). Otros han modificado su rol para ayudar a los individuos que han debido resguardarse y estar confinados en escenarios institucionales (Powers Dirette, 2020) o han apoyado en otras funciones asistenciales (Scott, 2020). Inclusive se advirtió el caso de algunos contextos nacionales en los que estudiantes tuvieron que prestar sus servicios antes de completar su programa educativo (Scott, 2020). Y es que en la necesidad de continuar con las acciones propias del sistema sanitario para que las personas y comunidades no vean afectada su salud, bienestar y desempeño ocupacional por procedimientos atrasados, cancelación o suspensión de consultas de seguimiento o falta de acceso, el terapeuta tuvo que adaptar su actividad rutinaria para cumplir con los objetivos de aquellos individuos y colectividades que requiriesen de su hacer experto.

Dichos ajustes, adaptaciones y cambios en la forma de abordar e intervenir a los sujetos y comunidades por parte del terapeuta ocupacional se visibilizaron en muchos contextos nacionales alrededor del planeta. En Colombia también se suscitaron tales transformaciones, motivo por el cual el propósito del presente escrito es el de ilustrar algunas experiencias y mostrar elementos respecto a la dinámica de trabajo y las modificaciones que adoptaron los terapeutas ocupacionales colombianos para seguir con su labor y acoplarse a los desafíos planteados por el COVID-19. Consideramos que este capítulo ayudará a la dilucidación de estrategias terapéuticas, intervenciones, actividades, modalidades, temáticas, recomendaciones, etc., a las que podrían remitirse otros colegas en la búsqueda de responder a las necesidades y exigencias de las personas y comunidades con las que interactúan. A continuación resumimos las tendencias más importantes encontradas en encuestas a colegas de diversas áreas de ejercicio en diferentes zonas del país.

¿Qué temas y/o objetivos abordó durante el período de pandemia?

Pese a la singularidad que presenta cada persona, los procedimientos particulares de evaluación e intervención propuestos y el hecho de haber consultado terapeutas ocupacionales que ejercen su quehacer en distintas áreas de acción, se pudieron encontrar una serie de objetivos y temáticas similares que guiaron el proceso terapéutico realizado en el transcurso de la crisis sanitaria. Lo cierto es que varios de los interrogados coincidieron en que era prioritario responder y darle continuidad a algunas de las finalidades que estaban trabajando con anterioridad a la pandemia, teniéndose entre los propósitos el de mantener, estimular y potencializar las habilidades motoras (de carácter grueso y fino), sensoriales, perceptuales y cognitivas que le posibiliten a los individuos y grupos abordados optimizar la funcionalidad e independencia, desempeñarse en sus actividades cotidianas y adaptarse a las exigencias de diferentes contextos.

Una vez se evidenciaron las repercusiones en las personas contagiadas con el virus SARS-CoV-2 y que desarrollaban la enfermedad COVID-19, una colega comentó que la labor del terapeuta ocupacional en entornos clínicos se encaminó a responder a ciertas situaciones que sufrían los pacientes afectados como la fatiga, las dificultades para llevar a cabo las actividades de la vida diaria, la falta de acondicionamiento físico y otros efectos manifestados por los individuos en su proceso. Surgió la necesidad de familiarizarse y estudiar temas, terminología, signos, síntomas y procedimientos propios y de otros profesionales, siendo conocimientos primordiales para manejar este nuevo padecimiento. Esto exigió aprender de condiciones como la fibrosis pulmonar, el delirium, la agitación psicomotora y de visibilizar las posibilidades de contribuir ante intervenciones como la sedación (consciente e inconsciente) y la ventilación mecánica. Otra terapeuta habló de su papel en la atención post COVID, quien señaló que sus objetivos con los recuperados incluían el acondicionamiento físico, el fomento de la independencia en las actividades básicas de la vida diaria e impulsar la motivación para reestablecer el rol sociofamiliar y sociolaboral previo.

Una esfera que suscitó preocupación y a la cual dirigieron esfuerzos los indagados fue la de salud mental, entendiendo que tal componente es esencial para el desempeño ocupacional y que la pandemia trajo consecuencias significativas en este nivel psicosocial. En el caso de ciertos compañeros, las estrategias terapéuticas se destinaron a tratar patologías tan complejas como la ansiedad o la depresión, así como circunstancias vitales como el duelo; en otros escenarios, los terapeutas procuraron aproximarse al manejo de la comunicación, las habilidades socioafectivas y de las emociones, no tanto en un plano de rehabilitación sino de promoción de la salud. Es preciso destacar que muchas de las acciones de apoyo psicosocial lideradas por los expertos consultados se orientaron tanto a las personas abordadas como a sus familias, dando cuenta de la importancia del hogar y de las redes de allegados en el mantenimiento de una buena salud mental y como factores protectores.

Otra intención común del quehacer especializado se centró en los estilos de vida saludables, buscando la adopción de hábitos y rutinas que posibilitaran que las personas que padecían de enfermedades crónicas y degenerativas pudiesen controlar el avance de sus síntomas en el marco de la emergencia, pero también que tales prácticas permitieran prevenir dolencias y patologías en aquellos individuos sanos que se veían enfrentados ante la realidad del confinamiento. La cuestión es que los comportamientos de salud tuvieron que adaptarse a las exigencias y requerimientos de evitar el contagio del virus, motivo por el cual dentro de los objetivos de la intervención apareció un énfasis significativo en el autocuidado con la atención sobre rutinas de higiene como el lavado de manos, la utilización de tapabocas, la indicación de cómo toser o el manejo de protocolos de desinfección destinados a la ropa, los alimentos, objetos usados en la calle, etcétera. Además, se recalcó en otro tipo de conductas como la de seguir las directrices de aislamiento preventivo promulgadas por el gobierno, conservar el distanciamiento social, evadir aglomeraciones, saludar de maneras alternativas que limitaran el contacto físico, entre otros, siendo lineamientos de educación sanitaria que hicieron parte transversal del abordaje de todos los profesionales y agentes del sector salud. Igualmente, los colegas se preocuparon por asesorar a los usuarios de sus servicios en cuanto a cómo podían continuar el desempeño de sus dinámicas de cuidado personal, juego y trabajo en el contexto de estos cierres y cuarentenas, donde, según los comentarios de los indagados, tomó un papel relevante la promoción de la actividad física como estrategia de vida saludable.

Hay que notar que estos hábitos, prácticas y destrezas no presentaban beneficios únicamente para los individuos atendidos, sino que resultaban consejos importantes para las familias, razón por la cual la instrucción y orientación para evitar enfermedades transmisibles y crónicas contempló a los cuidadores y parientes cercanos (por ejemplo, en el aseo de las manos). La oportunidad de interactuar con los núcleos familiares derivó en la estructuración de planes caseros dirigidos hacia ellos y a las personas tratadas, correspondiéndose con documentos en los que se proyectaba cómo podían participar y contribuir todos en el proceso terapéutico. Ahora, teniendo en cuenta la utilidad de esta información sobre estilos de vida saludables para la población en general, se rescata la labor de un terapeuta ocupacional que lideró programas de radio comunitaria y otras estrategias comunicativas que pretendían llegar a distintos colectivos.

Un ámbito que también recibió la mirada de los profesionales de Terapia Ocupacional fue el del aprovechamiento del tiempo libre, resaltando los compañeros la trascendencia de estas actividades de esparcimiento durante el período de confinamiento en la óptica que posibilitan disminuir el sedentarismo y fomentar la movilidad muscular. Asimismo, algunas estrategias terapéuticas apuntaron al mantenimiento y fomento de la participación social, inclusive ante la presencia de esta eventualidad sanitaria.

¿Qué cambios o ajustes tuvo que implementar en su trabajo como profesional de Terapia Ocupacional (por ejemplo en cuanto a bioseguridad) para continuar la atención de sus usuarios durante la pandemia? ¿Cómo percibe esas transformaciones?

Uno de los principales cambios que perciben la mayoría de los y las profesionales que contestaron la encuesta, es el aumento que se ha dado en el ejercicio de la Terapia Ocupacional en la utilización de medidas de bioseguridad a raíz de la pandemia. Resulta preciso señalar que quienes se desempeñan en contextos de visitas domiciliarias, fuera de escenarios hospitalarios, también han tenido que adoptar protocolos de bioseguridad que incluyen hacer uso de elementos de protección personal, pero, además, otras disposiciones como lavado de manos antes y después de salir de cada hogar frecuentado.

Los profesionales de Terapia Ocupacional que transitan por escenarios educativos dieron cuenta de las transformaciones que la pandemia generó en este ámbito en el país, todo en el marco de novedosas modalidades de formación que recurrían, principalmente, a los recursos digitales. Allí evidenciaron la existencia de brechas que profundizan inequidades en los procesos de educación que adelantan las instituciones, y que no obedecen exclusivamente a asuntos de acceso a conexión a internet o a los dispositivos electrónicos, sino que también representan un reto para las familias que desconocen el funcionamiento de las tecnologías y no tienen claridad para utilizarlas.

En cuanto a los terapeutas ocupacionales que se desenvuelven en actividades de salud pública, ellos expresan lo que denotó modificar su labor hacia lo virtual, puesto que en esta nueva realidad se trastocaron las formas de relacionarse y comunicarse los unos con los otros. Todas las acciones que previo a la crisis sanitaria se desarrollaban a través de la interacción en contextos inmediatos con los colectivos, se redujeron a llamadas, seguimientos por WhatsApp y sesiones *online*.

Para muchos profesionales, laborar bajo condiciones de pandemia les ha traído miedo, estrés, ansiedad, situaciones de tensión, entre otros, siendo riesgos que los están enfermando, aparte de lo incómodo que les ha resultado transformar sus dinámicas habituales de trabajo. No obstante, han tratado de adaptarse a todos estos cambios y se han venido acostumbrando a ellos en sus diferentes escenarios de desempeño profesional.

¿A qué estrategias e intervenciones apeló para seguir prestando sus servicios como terapeuta ocupacional?

Las principales estrategias utilizadas para proveer los servicios de Terapia Ocupacional se enmarcaron en el teletrabajo, ya que se tuvo que adaptar la prestación a partir de la comunicación virtual y telefónica. En ese sentido, a través de dichos medios se prescribieron pautas a seguir para los pacientes y, además, se compartieron planes caseros para ellos y sus familias. En los casos en los que se hizo atención directa, los ajustes se relacionaron con la implementación de protocolos de bioseguridad para el usuario, su familia y el terapeuta. También, se indicó por los consultados que estudiaron características generales del virus, los efectos que presentan las personas contagiadas, así como las secuelas que puede dejar. Asimismo, ellos resaltaron que debieron hacer cambios en sus puestos laborales dadas las demandas del teletrabajo, lo que los llevó a efectuar ajustes ergonómicos, mejorar la iluminación y la ventilación. La Terapia Ocupacional ha sido pues una profesión con una presencia activa y significativa en el transcurso de la pandemia en Colombia, puesto que a pesar de la cuarentena decretada por el gobierno durante gran parte del año 2020 y principios del 2021, los terapeutas idearon mecanismos para proseguir la atención de quienes requiriesen de su ayuda experta. Tal continuidad representó un rol de suma importancia, teniendo en cuenta los efectos negativos del aislamiento tanto para los usuarios como para sus familias.

¿Cuál considera que es el papel del terapeuta ocupacional en este contexto de pandemia?

Frente a la inquietud planteada, los terapeutas ocupacionales que se desenvuelven en el área clínica en la intervención directa de personas afectadas por la enfermedad COVID-19, comentaron que su labor es la de acompañar y guiar a los pacientes en su proceso de hospitalización y recuperación, tratándose de una estancia que puede pasar por distintas etapas desde un momento crítico, transitando por una fase aguda y que, en ocasiones, se convierte en un seguimiento crónico. En dicho escenario el quehacer está encaminado al manejo de las alteraciones senso-perceptuales, motoras, neurológicas y fisiológicas en general con las que Terapia Ocupacional tiene el potencial de contribuir, velar por el mantenimiento y la promoción de la funcionalidad e independencia del individuo y prevenir las eventuales secuelas que pudiesen repercutir en el desempeño ocupacional, todo ello de acuerdo a los estadios de la patología y mediante el uso de la actividad con sentido y significado. Las colegas también coinciden en que la asistencia profesional no debe quedarse únicamente en el componente físico, sino que tiene que contemplar el apoyo psicosocial en la óptica de continuar el contacto con los familiares, abordar situaciones como el duelo o la depresión, así como no perder de vista los roles ocupacionales que le otorgan realización al sujeto.

Conforme se vaya avanzando en la rehabilitación y la salud va mejorando, la actuación del experto se va modificando en cuanto ya le es posible pensar en orientar a este ser humano en su dinámica de readaptación ocupacional y en la reactivación de sus relaciones sociales. Con esta conciencia en mente, algunos de los terapeutas consultados guiaron a los recuperados por COVID-19 en su proceso de reintegración laboral y social, pero también en su vuelta a las ocupaciones de la vida diaria. Lo cierto es que esta habituación a una *nueva normalidad* no solamente se dirigió a los que habían superado la enfermedad, sino a todos los individuos que tenían que afrontar los confinamientos o la alternancia en sus deberes presenciales. Esto llevó a que el papel del profesional se encaminase a que los usuarios de sus servicios y sus familias ajustasen su hacer acorde a esta realidad de cuarentena y de cambios en las tendencias sanitarias y sociales, promoviendo estrategias para que las personas desarrollaran sus actividades de autocuidado, juego/esparcimiento/ tiempo libre, educación y trabajo de un modo seguro.

Otros aportes acerca de la orientación del quehacer experto se dirigieron a la actividad investigativa, indicando una de las colegas que era preciso adelantar análisis de los riesgos ocupacionales generados por el COVID-19 y averiguar cómo los escenarios de deprivación social suscitados por las acciones de confinamiento habían afectado el desempeño ocupacional de los sujetos.

Discusión

El presente capítulo pretendía resaltar la labor de los terapeutas ocupacionales colombianos en esta época de crisis sanitaria, lo cual permitió identificar ciertas estrategias, asuntos trabajados, objetivos prioritarios y adaptaciones a las que recurrieron los colegas en términos de continuar sus funciones. Con creatividad, algunas veces con falta de recursos (económicos, logísticos, didácticos) tanto por parte de ellos como de los usuarios atendidos y desde diferentes áreas de acción, los profesionales demostraron la contribución que los servicios prestados por la comunidad de TO han tenido para ayudar a llevar, resolver y gestionar las problemáticas ocupacionales de las personas y comunidades en estos tiempos difíciles. Estas propuestas y modificaciones que acogieron los compañeros en distintos ámbitos y escenarios de ejercicio posibilitan afirmar que los terapeutas del país han estado activos para responder a los retos que planteaba esta nueva realidad.

Se encuentra que los resultados observados en esta experiencia de investigación armonizan con las tendencias halladas en la literatura científica, considerando el tránsito que hicieron durante la emergencia los profesionales de la salud y otros trabajadores del sector a lo largo del mundo, entre estos los terapeutas ocupacionales, desde una atención presencial hacia el uso extendido de un modelo de telesalud o tele-rehabilitación (Dahl-Popolizio *et al.*, 2020). En esa lógica, el terapeuta ocupacional recurrió al uso de tele-salud para sustituir la atención presencial y ello implicó llevar a cabo sus evaluaciones, abordajes y tratamientos de una manera distinta (Scott, 2020). La idea era que aquellos que necesitaran de la asistencia del profesional pudieran seguir recibiendo sus servicios (Scott, 2020), lo que significó que el terapeuta ocupacional viera la importancia de desarrollar habilidades para efectuar su labor a través de la utilización de tecnologías en línea.

Es preciso señalar que desde hace unos años ya se contaba con evidencia de la posibilidad de adaptar muchas actividades de Terapia Ocupacional al modelo de telesalud, tratándose de una modalidad de la que se ha reportado que permite mejorar el acceso de los usuarios a los profesionales, evita retrasos innecesarios en la atención y facilita la asistencia coordinada y la colaboración interdisciplinaria (Cason, 2014). En ese sentido, los expertos en ocupación humana han apelado a esta estrategia y a las herramientas virtuales durante la crisis COVID-19 para llegar a aquellos individuos que requieren de su apoyo y que estaban confinados en sus hogares por cuenta del virus (Powers Dirette, 2020).

Este ejemplo de las posibilidades de participar en este mundo digital sugiere un desafío que se corresponde con el hecho de que todos los humanos sean capaces de seguir el paso de estas innovaciones, la universalidad y la equidad, tratándose de un dilema que nos invita a pensar hasta qué punto las estrategias, temáticas e intervenciones proyectadas en este capítulo podrían ser aplicadas por todos los terapeutas ocupacionales y llegarían por igual a la totalidad de los usuarios. Es visible, por tanto, que la adopción exitosa y sostenida de ciertas medidas y acciones está ligada con las condiciones sociales, económicas, políticas y culturales de los diversos colectivos de población y territorios, pero también que la vulnerabilidad a sufrir las repercusiones del virus no solamente se vincula con las características biológicas de aquellos que presentan comorbilidades (Organización Panamericana de la Salud, 2020).

¿Los terapeutas ocupacionales consideraron esas desigualdades a la hora de diseñar sus intervenciones, estrategias y abordajes en el contexto del COVID-19? ¿Tenían en cuenta este eje de justicia social y equidad antes de toda esta emergencia? ¿Alcanzaron a los más vulnerables? Nosotros creeríamos que sí ha existido siempre en Terapia Ocupacional una perspectiva de ayudar a los más necesitados y un enfoque diferencial representado en la cercanía que hemos manejado los profesionales con el trabajo respecto al fenómeno de la discapacidad. La disyuntiva es en qué medida se han vislumbrado otro tipo de inequidades sociales, económicas y políticas al momento de evaluar, proponer acciones terapéuticas e implementar los planes de intervención, teniéndose en mente la adopción de una mirada que avizore los determinantes sociales y cómo llevan a que algunos colectivos sean más o menos susceptibles ante esta y otras catástrofes. Esta conciencia acerca de los determinantes sociales permitiría la generación y ejecución de estrategias y prácticas que atiendan a los requerimientos y exigencias de ciertas comunidades e individuos, pensando en que todos tengan las mismas posibilidades de acceder al quehacer experto de TO y aprovechar al máximo este apoyo.

Este estudio reveló, además, que la TO puede enfatizar su actuación hacia todos los seres humanos y no exclusivamente a los que presentan una *disfunción* en su salud y/o desempeño ocupacional, un aprendizaje que emergió en medio de la pandemia, pero que tiene el potencial de consolidarse de cara al futuro. Ya veremos más adelante si estas estrategias, intervenciones, adaptaciones y temáticas a las que recurrimos los profesionales en esta época seguirán teniendo vigencia en la realidad por venir, tornándose en iniciativas que debemos construir en conjunto y con la participación de las personas que llegan a nuestros servicios.

Agradecimientos

Es nuestro deseo como autores reconocer las contribuciones de los siguientes terapeutas ocupacionales y agradecerles públicamente, dado que sin su aporte no hubiese sido posible la estructuración de este capítulo (apareciendo en orden alfabético por su apellido): Angie Robayo Caicedo, Lady Yamile Camacho, Jessica Giovanna Flórez, Sandra Milena Latorre, Alexander Molano González, Zuly Ximena Muñoz, Ángela Milena Rodríguez, Diana Astrid Torres y Mary Dayana Tovar.

REFERENCIAS

Declaración de Helsinki de la AMM - Principios éticos para las investigaciones médicas en seres humanos, 1 (1964). www.unav.es/cdb/ammhelsinki2.pdf

Cason, J. (2014). Telehealth: A Rapidly Developing Service Delivery Model for Occupational Therapy. *International Journal of Telerehabilitation, 6*(1), 29-36. https://doi.org/10.5195/ijt.2014.6148

Comisión Económica para América Latina y el Caribe-CEPAL, & Organización Panamericana de la Salud. (2020). *Salud y economía: una convergencia sostenible en América Latina y retomar la senda hacia el desarrollo necesaria para enfrentar el COVID-19 y el Caribe* (p. 27). Naciones Unidas. https://repositorio.cepal.org/bitstream/handle/11362/45840/4/S2000462_es.pdf

Dahl-Popolizio, S., Carpenter, H., Coronado, M., Popolizio, N. J., & Swanson, C. (2020). Telehealth for the provision of occupational therapy: Reflections on experiences during the COVID-19 pandemic. *International Journal of Telerehabilitation, 12*(2), 77-92. https://doi.org/10.5195/ijt.2020.6328

Herrero, M. T., Ramírez Iñiguez de la Torre, M. V., & Rueda Garrido, J. C. (2020). Criterios de vulnerabilidad frente a infección Covid-19 en trabajadores. *Revista de La Asociación Española de Especialistas En Medicina Del Trabajo, 29*(1), 12-22. http://scielo.isciii.es/scielo.php?script=sci_arttext&pid=S1132-62552020000200004&lng=es&nrm=iso&tlng=es

Jackson, D., Anders, R., Padula, W. V., Daly, J., & Davidson, P. M. (2020). Vulnerability of nurse and physicians with COVID-19: Monitoring and surveillance needed. *Journal of Clinical Nursing, 29*(19-20), 3584-3587. https://doi.org/10.1111/jocn.15347

Kamalakannan, S., & Chakraborty, S. (2020). Occupational therapy: The key to unlocking locked-up occupations during the COVID-19 pandemic [version 1; peer review: 1 approved, 3 approved with reservations]. *Wellcome Open Research, 5*(153), 1-11.

Resolución 8430 de 1993. Por la cual se establecen las normas científicas, técnicas y administrativas para la investigación en salud., Pub. L. No. 008430 de 1993, 1 (1993). https://www.minsalud.gov.co/sites/rid/Lists/BibliotecaDigital/RIDE/DE/DIJ/RESOLUCION-8430-DE-1993.PDF

Organización Panamericana de la Salud. (2020). *Orientaciones para la aplicación de medidas de salud pública no farmacológicas en grupos de población en situación de vulnerabilidad en el contexto de la COVID-19*. Organización Panamericana de la Salud. https://iris.paho.org/handle/10665.2/52955

Organización para la Cooperación y el Desarrollo Económicos-OCDE. (2020). *COVID-19 en América Latina y el Caribe: Panorama de las respuestas de los gobiernos a la crisis.*

Powers Dirette, D. (2020). Occupational Therapy in the Time of COVID-19. *The Open Journal of Occupational Therapy*, *8*(4), 1-4. https://doi.org/10.15453/2168-6408.1794

Scott, J. (2020). Post Covid-19 in Occupational Therapy. *British Journal of Occupational Therapy*, *83*(10), 607-608. https://doi.org/10.1177/0308022620957579

CAPÍTULO 12

FEMINIZACIÓN Y TERAPIA OCUPACIONAL. UNA LECTURA POSIBLE

Daniela Testa

Pasado un siglo de la creación formal de la terapia ocupacional en Estados Unidos y a más de sesenta años de sus inicios en Latinoamérica, superan el centenar las universidades privadas y públicas que dictan la carrera de terapia ocupacional en países de la región (Bianchi & Malfitano, 2017). En un dinámico transcurso han sido muchos y vertiginosos los cambios y las vicisitudes que atravesaron los procesos de su institucionalización por estas latitudes. Muchos de ellos compartidos, como el impulso de la internacionalización de la salud, el movimiento de rehabilitación de posguerra, las epidemias de poliomielitis, las demandas de la seguridad social, el mayor acceso a la educación superior. Otros, peculiares, como las reformas educativas, la capacidad de incidencia en espacios políticos, los diferentes caminos asumidos para definir la delimitación de la autonomía profesional. Sin embargo, hay una característica que se mantiene desde sus inicios hasta nuestros días: la terapia ocupacional sigue siendo, en indudable mayoría, una ocupación femenina, (en nuestro país, no hay datos que cuantifiquen la composición por sexo de la población de terapistas pero, como ejemplo –no representativo en el sentido estricto, aunque sí alegórico– basta saber que solo el 2,31% de matriculados en diez asociaciones y colegios del país, son varones (41 de un total de 1771 asociados)[13].

Si comprendemos la narrativa histórica, según propone Hyden White (2003), como una metáfora extendida, en el sentido de una estructura simbólica que no solo reproduce los acontecimientos que describe, sino que más bien nos señala en qué dirección pensarlos, es que cobra importancia considerar el tipo de relato o *mythos* que el historiador haya elegido, ya no para describir lo que señala sino para–tal como lo hace la metáfora–recordar imágenes de aquello que indica, al tiempo que construye inteligibilidades. Desde ese marco interpretativo propongo algunos ejes que pueden enriquecer las discusiones que recuperan el pasado de esta profesión en la región Latinoamericana. Las

---

13   Datos cedidos por Sara Daneri, a través de la Red Nacional de Terapia Ocupacional Argentina.

preguntas que guían la indagación se dirigen a identificar posibles explicaciones a la temprana y perdurable feminización de la terapia ocupacional. Para ello se propone rastrear significados y metáforas presentes en las narrativas historiográficas que reconstruyen sentidos en torno a tal atribuida naturaleza. Se postula la hipótesis que, en Argentina, la feminización no fue una consecuencia exclusiva y "natural" de las prácticas tradicionales y de los valores de la época sino que fue parte de estrategias simbólicas utilizadas para legitimar políticas asistenciales modernizadoras en un marco de ideas liberales conservadoras. Para ello detendremos la mirada en dos momentos fundacionales de su formalización en Estados Unidos (1917) y en Argentina (1959) para establecer algunas vinculaciones que aporten a la comprensión de su feminización tanto en su origen como en su persistencia.

El contrato sexual y sus metáforas

Numerosas investigaciones han realizado aportes al estudio de las ocupaciones desempeñadas por mujeres y a los procesos de feminización, temática que ha interesado tanto a la historia social como a la historia de las mujeres y a la historia del trabajo, preocupadas en visibilizar la participación de las mujeres en diversas instancias de la vida política y social (Barrancos, 2008; Lobato, 2007). Publicaciones recientes analizan desde esta perspectiva las profesiones sociosanitarias y destacan los lazos de subordinación, autonomía y resistencia que influyeron en la profesionalización de ocupaciones y tareas consideradas como femeninas (Pozzio, 2012; Queirolo, 2018).En base a esos aportes es posible identificar al menos cuatro metáforas presentes en las narrativas historiográficas: la herencia fundacional, el contrato sexual, la profesión "atajo" para acceder al mercado laboral (Martin, 2015) y la feminización auspiciada desde el Estado. Todas ellas, combinadas en mayor o menor grado, aportan a la comprensión de la feminización de la terapia ocupacional.

En primer lugar, se reconoce una fuerte herencia fundacional anglosajona basada en un perfil profesional feminizado e idealizado sustentado en cualidades atribuidas a las mujeres, del cual fueron figuras arquetípicas las auxiliares de reconstrucción. La historiografía de la terapia ocupacional reconoce antecedentes del uso de actividades con propósitos de mejorar la salud desde épocas remotas, pero confluye en señalar los años previos a la Primera Guerra como un período de transición, en el que se buscaba convertir una peculiar modalidad terapéutica (basada en el trabajo y/o en la realización de diversas actividades recreativas, artesanales, artísticas) en una ocupación sanitaria socialmente reconocida y diferenciada de otras, que fue denominada como terapia ocupacional. En dicho proceso de transición y conformación principios filosóficos del tratamiento moral, de la reforma educativa progresista y del higienismo permearon las disputas acerca de sus contenidos y propósitos y, fundamentalmente, las discusiones sobre cuáles serían los criterios para regular el ejercicio de la actividad. El contexto de la Primera Guerra Mundial conformó un escenario que propició el ingreso de las mujeres a la escena pública, especialmente a través de tareas dedicadas al cuidado y la recuperación de los heridos. En ese sentido, la participación femenina durante este período fue muy demanda y logró un alto grado de reconocimiento social (Low, 1992).

Desde la historiografía norteamericana se ha establecido como su inicio formal, la creación, en 1917, de la Sociedad Nacional para la Promoción de la Terapia Ocupacional (SNPTO), en Clifton Springs, Nueva York. La oportuna alianza de la flamante SNPTO con dos organizaciones tan poderosas como conservadoras, el ejército norteamericano y la Asociación Médica Americana, resultó en la rápida expansión de esta terapéutica a través de las auxiliares de reconstrucción, principales agentes que utilizarían métodos de la terapia ocupacional para asistir a los veteranos. La creciente demanda de estas mujeres favoreció el reconocimiento de los beneficios de la terapia ocupacional a partir de su aplicación en programas de reeducación y de formación profesional (Ambrosi & Barker Schwartz, 1995).

Con respecto a las raíces de la terapia ocupacional, Gelya Frank (1992) y Rodolfo Morrison (2011) han señalado que el énfasis en considerar al tratamiento moral como su principal base filos+ofica es el resultado de una visión androcéntrica que minorizó los aportes de las precursoras y antepuso el peso de la ciencia médica a las innovaciones que ellas propiciaron. Eso produjo el solapamiento de las trayectorias de algunas feministas vinculadas con la terapia ocupacional, y junto con ellas, los rastros de activismo social y político que conformaron algunas de las primeras experiencias. Durante la Segunda Guerra Mundial, nuevamente las mujeres ganarán protagonismo y serán reconocidas y demandadas para tareas de recuperación y cuidados. La terapia ocupacional, una vez más alineada al ejército, se afianzará como profesión subalterna a la medicina, elemento clave para su fortalecimiento y expansión

Legados y persistencias

En contextos latinoamericanos existe consenso en relacionar los inicios de la terapia ocupacional con las epidemias de poliomielitis, la internacionalización del movimiento de rehabilitación de posguerra, la ampliación del acceso a la educación superior y mayores oportunidades de ingreso al mercado laboral para las mujeres (Soares, 1991; Testa & Spampinato, 2010). En ese contexto, el proceso de institucionalización de la rehabilitación dio lugar a la diversificación paulatina de metodologías y abordajes pero ello no significó en modo alguno la desaparición automática de aquellas prácticas e ideas caritativas y paternalistas propias del pasado. Por el contrario, afianzaron la tradicional idea de que la gestión directa de la asistencia de esta población quedase en parte en manos de organizaciones benéficas, muchas de ellas de raigambre femenina, sin perjuicio del apoyo y de la coordinación estatal. A mitad de camino entre asistencialismo y derechos estas superposiciones y contradicciones fueron muy relevantes como arena de conflictos de posteriores críticas (Ferrante, 2014). Así pues, en un clima de ideas que concebía la rehabilitación como un conjunto de prácticas médico sociales y como una filosofía, fue creada, en 1959, la Escuela Nacional de Terapia Ocupacional. Luego de establecerse acuerdos entre el gobierno argentino y el *British Council*, un puñado de mujeres británicas desembarcaron en Buenos Aires para instalar una de las primeras escuelas de nivel superior de la región. La presencia de estas expertas constituye parte de las imágenes que hacen al cuerpo identitario de la terapia ocupacional en Argentina; los valores que se le atribuyeron se asociaban con la rigurosidad, el esfuerzo personal, el trabajo duro y también con un cierto espíritu de aventura. Esos atributos, comunes a las gestas heroicas se reeditaron como modelos de pioneras que ganaron participación en la vida pública desde esos nuevos espacios de conquista.

No obstante la indudable fuerza de la herencia fundacional femenina anglosajona en la región, si miramos apenas hacia atrás, observamos que en Argentina no siempre la terapia ocupacional fue asignada a las mujeres. Tres décadas antes de su "llegada", la influencia del movimiento de reeducación de mutilados europeo había traído noticias sobre la terapia ocupacional y sus posibles beneficios para la reeducación de todo tipo de "lisiados", especialmente para recuperar enfermedades y lesiones del trabajo. Definida como una técnica novedosa, era parte de los contenidos que se enseñaban en los cursos universitarios de una reciente especialidad médica, pensada preferentemente como una actividad para varones, la kinesiología.

Sin embargo, la necesidad de dar respuestas a la poliomielitis posibilitó el desarrollo de métodos de tratamientos que requerían de mano de obra y, específicamente, convocaron la participación de mujeres. En las fronteras entre la ciencia, la educación y la intuición, fueron visitadoras, maestras, reeducadoras, madres y voluntarias las que se encargarían, bajo la vigilancia médica, de aquellas funciones similares a las ejercidas los kinesiólogos universitarios. Por el contrario que estos especialistas, quienes buscaron legitimidad en los conocimientos científicos y en el aval universitario, estas mujeres fueron convocadas a partir de atributos femeninos esencializados y desarrollaron un conjunto heterogéneo de prácticas que dieron respuesta a la emergencia sanitaria y auspiciaron el establecimiento de la terapia ocupacional y de la terapia física en Argentina (Testa, 2018b).

A modo de cierre

Durante la primera mitad del siglo XX se instalaron debates e inquietudes y se desarrollaron experiencias que pueden ser vistas como núcleos que antecedieron y posibilitaron posteriores procesos de profesionalización (Testa, 2018a). Las ideas y prácticas impulsadas por distintos actores presentaban matices entre sí; las influencias teóricas y las alianzas estratégicas concebidas para afianzarse en el campo acentuaban la importancia de las bases científicas y/o de los atributos femeninos intuitivos. Si bien la terapia ocupacional (como técnica) hizo sus primeras apariciones dentro de la kinesiología, profesión no exclusiva para mujeres, su formalización fue un proceso donde un conjunto de decisiones asumidas desde el Estado fue relevante al momento de auspiciar su feminización. Dicho proceso tuvo consecuencias positivas en tanto significó el acceso a la formación superior, la generación de puestos de trabajo rentados en el Estado y la posibilidad de ocupar posiciones de prestigio para las mujeres. Su delimitación como una profesión sanitaria significó un correlato de cientificidad que la diferenciaría del ejercicio intuitivo o basado en la buena voluntad y/o de otras profesiones que la ejercían como una subespecialidad (Martín y Ramacciotti, 2016).

El alcance y persistencia de la herencia fundacional femenina puede explicarse en la perdurabilidad de la división sexual patriarcal del trabajo y el contrato sexual como vectores que atraviesan las formas de organización social sexo género, trascendiendo las esferas privadas y públicas (Pateman,1995). Desde los estudios feministas de la economía del cuidado se han destacado, también, las continuidades entre el dominio doméstico y las tareas de cuidado asignadas a las mujeres, frecuentemente en condiciones de precariedad y bajos salarios (Pautassi, 2007). Según el informe del Programa de las Naciones Unidas para el Desarrollo (2018), las mujeres alcanzan el 59,3% de los puestos profesionales del campo sanitario argentino. Sin embargo, su presencia no parece haber conducido a avances significativos en términos de paridad de género, sea en las relaciones cotidianas y en la persistencia de estereotipos en las cuales existen representaciones extendidas sobre las formas de ser, actuar y pensar de mujeres y varones que tienden a normalizar la desigualdad, marcar fronteras y subrayar las relaciones de subalternidad. Estos datos evidencian consecuencias de "mecanismos históricos responsables de la *deshistorización* y de la *eternización* relativa de las estructuras de la división sexual" (Bourdieu, 2000, p. 8). Asimismo, develan en muchos sentidos que, de cara al patriarcado, la feminización con sus múltiples aristas muestra realidades complejas y paradojales en tanto es y ha sido el piso y el techo, la debilidad y la potencia, la transformación y la permanencia.

REFERENCIAS

AMBROSI, E. & Barker Schwartz. K (1995), The Profession's Image, 1917-1925, Part 1: Occupational Therapy as Represented in the Media, *The American Journal of Occupational Therapy, 49*(8), 828-832.

Barancos, D. (2008), *Mujeres, entre la casa y la plaza*, Sudamericana.

Bianchi, P. & Malfitano. A. P. (2017), Formação graduada em Terapia Ocupacional na América Latina: mapeando quem somos e onde estamos, *Revista de Terapia Ocupacional da Universidade de São Paulo, 28*(2), 135-146.

Bourdieu, P. (2000), *La dominación masculina*, Anagrama.

Ferrante, C. (2014), *Renguear el estigma*, Biblos.

Frank, G. (1992), Opening Feminist Histories of Occupational Therapy, *American Journal of Occupational Therapy, 46*(11), 989-999.

Lobato, M. (2007), *Historias de las trabajadoras en la Argentina (1869-1960)*, Edhasa.

Low, J. (1992), The Reconstruction Aides, *American Journal of Occupational Therapy, 46*(1), 38-43.

Martin, A. L. (2015), Mujeres y enfermería: una asociación temprana y estable (1886-1940). En C. Biernat, J. Cerdá & K. Ramacciotti (dirs.), *La salud pública y la enfermería en la Argentina* (257-28). Universidad Nacional de Quilmes.

Martin, A. L. & Ramacciotti, K (2016), Profesiones sociosanitarias: género e historia, *Avances del Cesor, 13*(15), 81-92.

Morrison, R. (2011), (Re) conociendo a las fundadoras y 'madres' de la terapia ocupacional. Una aproximación desde los estudios feministas sobre la ciencia, *Revista electrónica de terapia ocupacional Galicia,* (14), 1-21.

Pateman, C. (1995), *El contrato sexual*. Anthropos.

Pautassi, L. (2007), *El cuidado como cuestión social: una aproximación desde el enfoque de derechos*. Serie Mujer y Desarrollo, 87. CEPAL.

Pozzio, M. (2012), Análisis de género y estudios sobre profesiones: propuestas y desafíos de un diálogo posible y alentador, *Sudamérica: Revista de Ciencias Sociales* (1), 99-129.

Programa de Las Naciones Unidas para El Desarrollo (2018), Género en el sector salud: feminización y brechas laborales, *Aportes para el desarrollo humano en Argentina*, (9).

Queirolo, G. (2018), *Mujeres en las oficinas. Trabajo, género y clase en el sector administrativo (Buenos Aires, 1910-1950)*, Biblos.

Soares, L. (1991), *Terapia Ocupacional: lógica do capital ou do trabalho?* Hucitec.

Testa, D. y Spampinato, S. (2010), Género, salud mental y terapia ocupacional: algunas reflexiones sobre la influencia de la historia de las mujeres y la perspectiva de género en nuestras prácticas, *Revista de Terapia Ocupacional da Universidade de São Paulo, 21*(2), 174-181.

Testa, D. (2018a), *Del alcanfor a la Sabin. La polio en Argentina*. Biblos.

Testa, D. (2018b), Filantropía, rehabilitación y terapia ocupacional. Buenos Aires y Río de Janeiro (1943-1960), *Anuario del Instituto de Historia Argentina, 18*(1).

White, H. (2003), *El texto histórico como artefacto literario*, Paidós.

CAPÍTULO 13

TERAPIA OCUPACIONAL COMO DEFENSORA DE LOS DERECHOS HUMANOS

Irene Muñoz

Introducción

¿Quiénes tienen derecho a los derechos humanos? Los derechos humanos son inherentes a todas las personas en su totalidad, sin distinción alguna de origen étnico, raza, color, nacionalidad, género, sexo, lengua, lugar de residencia, o cualquier otra condición. Son esenciales para alcanzar el desarrollo sostenible de sociedades más justas e igualitarias, lo que fue firmemente reflejado en el ambicioso marco de desarrollo mundial establecido por la Organización de Naciones Unidas en la Agenda 2030 para el Desarrollo Sostenible, programa que abarca un conjunto de 17 Objetivos de Desarrollo Sostenible (ODS).

Esta agenda 2030 ofrece una serie de oportunidades decisivas para fomentar la aplicación de los derechos humanos entre personas del mundo entero, sin discriminación, generando empoderamiento, inclusión e igualdad, lo que solamente se puede lograr con el respeto, la protección y el cumplimiento éstos (ONU, 2015). Sin embargo, surge la reflexión en cuanto a cómo este pragmatismo deja fuera la esencia de los derechos humanos y los deriva como refieren (Guajardo Cordoba & Galheigo, 2015) a una suerte de humanitarismo ante la inequidad y vulneración provocadas por la sociedad liberal –capitalista, generando una especie de tecnologización de éstos.

¿Se podrá dar por hecho que la Terapia Ocupacional es defensora de los derechos humanos?, esta interrogante como lo menciona (Guajardo Cordoba & Galheigo, 2015) nos orienta a establecer una cierta obviedad de los mismos, a su aplicación rutinaria, sin problematización ni visualización de que éstos son un efecto y no el punto departida de lo que puede considerarse una sociedad más digna, justa e igualitaria. Es en este contexto que la terapia ocupacional en sus distintos ámbitos de acción (clínico, social, comunitario, educativo, docente e investigativo) tiene que desafiarse cotidianamente a ser activa defensora de los derechos humanos, de modo que la injusticia ocupacional y el apartheid ocupacional sean considerados como problemas válidos para la terapia ocupacional, convirtiéndose así la disciplina en promotora, protagonista y vigilante de los mismos, lo que se genera a través de acciones colectivas en un constante compromiso de transformación social, construyendo lazos que fomenten la participación ciudadana, de modo de que todas las personas puedan ejercerlos en libertad, aportando así a un desarrollo más equitativo y sostenible de nuestra sociedad.

Defensores y defensoras de los Derechos Humanos

La Terapia Ocupacional es una profesión vinculada desde sus inicios a los derechos humanos, sus raíces se sitúan, históricamente, en el denominado "tratamiento moral", a finales del siglo XVIII impulsado por Philippe Pinel quien favoreció la libertad y el trato digno de la conceptualización de la locura, dejando el enfermo de ser una "bestia" y presentándose como un ciudadano con derechos (Sanjurjo Castelao, 2014). Es así que este movimiento se propagó a los movimientos políticos y sociales en los EE. UU, fundándose en 1889 la Hull House, centro social situado en el barrio más pobre de Chicago que tenía el objetivo de aportar educación a todas las clases sociales con carácter recíproco, fomentando el aprendizaje entre toda la comunidad vecinal en un clima de convivencia comunitaria, con el objetivo final de encontrar la igualdad en un país dividido (González Guede, 2015). La deshumanización y degradación que se observaba como consecuencia de la rápida industrialización de Chicago llevaron a Julia Lathrop, Adolf Meyer y Eleanor Clarke Slagle a generar los inicios de la profesión como tal, quienes comprendían que las condiciones de vida urbana eran deplorables y provocaban un aumento de las enfermedades mentales que podrían ser prevenibles, de esta forma trabajaron para favorecer el tratamiento digno de pacientes con enfermedades mentales y la mejora de las condiciones sociales (Frank & Zemke, 2009). Sin embargo, el surgimiento de la terapia ocupacional como defensora de los derechos humanos, que nació desde los movimientos para el cambio social a través de redes, colaboraciones y políticas tomó un camino diferente después de la fundación oficial de la profesión en 1917, dejando atrás sus raíces activistas. La terapia ocupacional se alió con el ejército estadounidense y la Asociación Médica Estadounidense (AMA), dos de los más poderosos, y también con sectores institucionales conservadores transformándose su carácter social a un enfoque propiamente biomédico centrándose en el tratamiento de la función de la ocupación (Frank & Zemke, 2009).

En el siglo XX en Latinoamérica, producto de las dictaduras militares que instauraron una violencia política se pierde la democracia y se centralizan las decisiones políticas y económicas en un solo poder, relevando su lugar a la estructura supranacional del capitalismo mundial, trayendo consigo el despliegue de una política represiva sobre amplios sectores de la sociedad civil reorientándola en torno a un paradigma de dominación hasta entonces inédito (Victoriano Serrano, 2010) y es en este contexto que, a finales de los años 80, como lo rescatan (Guajardo Cordoba & Galheigo, 2015) surge el trabajo de la Terapia Ocupacional en los países sudamericanos, desde una perspectiva poblacional, de educación y de promoción en salud a partir de la defensa de los derechos humanos, asumiendo un enfoque de salud colectiva y social.

La práctica de las llamadas Terapias Ocupacionales del Sur, cuyo centro es lo político, los derechos humanos, su historicidad, su fundamento social y el propósito crítico de la transformación social (Guajardo, 2014) nos conlleva acomprender los problemas o situaciones sociales que vemos a diario en nuestras praxis, las cuales nos convocan ser agentes activos en la defensoría de los derechos humanos. El reto es actuar en forma activa en favor de un derecho o varios derechos humanos de un individuo o de un grupo, promoviendo y protegiendo los derechos civiles y políticos, alcanzando la promoción, la protección y el disfrute de los derechos económicos, sociales y culturales (ACNUDH, 2004) .

La Terapia Ocupacional, como cuerpo de conocimientos disciplinares y prácticas asociativas y gremiales puede convertirse en defensora de estos grupos de especial protección que están viviendo algún tipo de discriminación, así como con limitaciones de acceso a la atención sanitaria, a la educación, al trabajo y a la participación social. Personas que merecen un amparo reforzado en aras de lograr una igualdad real y efectiva, de modo de contribuir a mejorar su calidad de vida, a evitar que se repitan abusos y vulneraciones, cooperando desde diversos ámbitos humanos y no sólo profesionales, ya sea generando políticas públicas, realizando asistencia técnica y/u ofreciendo asesoramiento dependiendo del área en que se esté ejerciendo la labor. Junto a lo anterior, es esencial el trabajo educativo en materia de derechos humanos mediante la difusión de información sobre la normativa vigente entre la población en general y grupos vulnerables.

Terapia Ocupacional y Objetivos de Desarrollo Sostenible

Los derechos humanos atraviesan la vida cotidiana de todas las personas, familias y comunidades con alcances y resultados diversos en el presente y futuro, por lo que no se puede hacer caso omiso de la urgencia de ser protagonistas en la Agenda 2030 para el Desarrollo Sostenible. Muchos integrantes de la comunidad de derechos humanos se muestran escépticos acerca del logro de los Objetivos de Desarrollo Sostenible (ODS) que permitan ejecutar una agenda universal de derechos humanos debido principalmente a cuestiones de gobernanza, ya que investigaciones actuales muestran que la sociedad civil en más de la mitad de los países del mundo enfrenta restricciones graves, y cada vez mayores, a su libertad de participar, expresarse y ser escuchada (Burca, 2020). No son pocas las naciones en que muchas de sus organizaciones de la sociedad civil han sido atacadas, en particular las que abogan por grupos excluidos y minorías: por ejemplo, tan solo en 2019 fueron asesinados 212 defensores del medio ambiente y de los derechos a la tierra (Wachenje, 2020), y se estima que 219 defensores de derechos humanos fueron asesinados o murieron mientras estaban detenidos en 2016 (Front line defenders, 2019).

Es en este escenario, que la comunidad de terapeutas ocupacionales puede contribuir al logro de los propósitos declarados a través de su ejercicio profesional, cuyo foco va más allá de una participación general ciudadana, requiriendo orientarse específicamente en aquellos colectivos que han sido tradicionalmente excluidos e imposibilitados del pleno ejercicio de la participación ocupacional., tales como las personas mayores, las personas en situación de discapacidad, personas migrantes, niños, niñas y adolescentes, las mujeres, los pueblos originarios, la comunidad LGBTIQ+, las personas privadas de libertad, entre otros, sumando lamentablemente a las personas que han sido víctimas de violencia de Estado durante las dictaduras y estallidos sociales en Chile y en otros países de Latinoamérica.

Cuesta comprender que en pleno siglo XXI y a pesar de los instrumentos de derechos humanos existentes para combatir las desigualdades y discriminaciones hacia las personas pertenecientes a estos grupos, el escenario de exclusión es latente y, por tanto, urge visibilizar a estos grupos como sujetos de derecho desde una perspectiva ciudadana e integral.

Con el fin de realizar una reflexión acerca de nuestro ejercicio profesional, desde un enfoque de derechos humanos, debemos colaborar en corregir las prácticas discriminatorias y el injusto reparto del poder, que obstaculizan el progreso en materia de desarrollo (ACNUDH, 2006), centrando los esfuerzos en actuar con la convicción de fomentar la participación activa, libre y significativa, donde se incluyen la proactividad, la inclusión, la responsabilidad compartida, la apertura, el acceso, la transparencia y el respeto por la diversidad.

Requerimos ser una profesión activa aportando a sensibilizar a la población y promover así una cultura de los derechos humanos que no sean simples declaraciones, sino que una forma constante de movilización y promoción de éstos, contribuyendo así a la prevención de sus vulneraciones.

En la importancia de asumir la defensoría de los derechos humanos de quienes reciben atención de Terapia Ocupacional, requerimos hacer consciencia de la construcción democrática y colectiva de conocimientos y saberes en torno a los temas que nos convoca nuestra profesión, es por esto que no podemos dejar de reconocer a:

a) Las personas mayores que demandan ser respetadas, protegidas y reclaman se les garantice el ejercicio de sus derechos en condiciones de igualdad y no discriminación, de acuerdo a la Convención Interamericana sobre la Protección de los Derechos Humanos de las Personas Mayores (OEA, 2015) la que subraya que "la persona mayor tiene los mismos derechos humanos y libertades fundamentales que otras personas, y que estos derechos, incluido el de no verse sometida a discriminación fundada en la edad ni a ningún tipo de violencia, dimanan de la dignidad y la igualdad que son inherentes a todo ser humano". Es así, como el promover la autonomía personal y atender las situaciones de dependencia de las personas mayores permitirá una vida digna para ellas, ejecutando acciones en los contextos de atención que tiendan a un trato merecido, visualizando las adaptaciones que se requieren de los ambientes a sus necesidades, privilegiando su integridad física, su salud y su vida. El incorporar el enfoque de Derechos y calidad de vida con una visión integral promoverá las condiciones para la prevención de la violencia, el derecho a la salud, a la dignificación de sus pensiones, a la inclusión y a la participación social.

b) Las personas en situación de discapacidad requieren ser respetadas en condiciones de igualdad y no discriminación, avanzando desde una perspectiva caritativa y asistencialista hacia una basada en un enfoque de derechos humanos mediante la defensa de la Convención sobre los derechos de las personas con discapacidad (ACNUDH, 2006), visibilizando su realidad jurídica, los tratamientos médicos sin consentimiento, la institucionalización forzosa y la declaración de interdicciones arbitrarias y las situaciones de cosificación de las personas con discapacidad por parte de las instituciones y leyes vigentes. (Defensoría de la discapacidad, 2014). Como terapeutas ocupacionales debemos favorecer medidas para asegurar el acceso de estas personas al entorno físico y social, garantizando la inclusión y autonomía personal abordando temas como la obligación de pleno reconocimiento, por parte de los Estados, de la capacidad jurídica de las personas con discapacidad en igualdad de condiciones, del derecho a una vida independiente, la participación en la vida pública y política, el acceso al trabajo y el principio de igualdad de oportunidades.

c) Las personas migrantes necesitan ser respetadas y que sus derechos sean garantizados con el propósito de dar respuesta a la multiplicidad de desafíos que plantea la movilidad humana, ya sea como migración internacional o interna, o como migración forzada o voluntaria. La terapia ocupacional tiene mucho que avanzar hacia poder ser activa promotora del respeto y garantía de los Derechos de las Personas Migrantes y sus familias, solicitantes de asilo, refugiados, apátridas, víctimas de trata de personas, desplazados internos, así como otros grupos de personas vulnerables en el contexto de la movilidad humana. Son pocas las investigaciones ligadas a este colectivo, siendo importante el reconocimiento de la diversidad cultural de modo de lograr responder a las necesidades, aportando a sus procesos de inclusión social (Faria Teixeira & Solans García, 2017). Un eje importante de acción es actuar en forma interdisciplinaria en los procesos de inclusión escolar de la niñez migrante y de incorporación de los y las adultas a procesos de intermediación laboral, que les permitan acceder a información sobre los distintos puestos de empleo y los requisitos de postulación, convalidación de títulos, capacitación y certificación de competencias laborales y personales.

d) Los niños, niñas y adolescentes son considerados sujetos de especial protección desde 1989, sin embargo, en la Convención sobre los Derechos del Niño (UNICEF, 2006) se desafía a los Estados al avance en el cumplimiento de sus derechos a la supervivencia, a la salud y a la educación, a través de la prestación de bienes y servicios esenciales; así como un reconocimiento cada vez mayor de la necesidad de establecer un entorno protector que les defienda de la explotación, los malos tratos y la violencia. Como terapeutas ocupacionales históricamente hemos trabajado en la promoción de los derechos de la niñez y la adolescencia, siendo el desafío superar el ejercicio profesional basado sólo en técnicas específicas, ajustes ambientales, orientaciones y/o consejerías puntuales, ya que resultan insuficientes ante la multiplicidad de variables que atraviesan las ocupaciones de esta población, que no pocas veces se ve enfrentada a violencia física y psicológica en sus propias familias, abusos, pobreza e invisibilización de la falta de recursos del Estado para el cumplimiento de sus derechos, los más graves son las vulneraciones que sufren los niños que viven en medios alternativos a su entorno familiar amparados por el Estado.

e) Las mujeres son frecuentemente un grupo de alta vulnerabilidad, debido las diferencias sociales asociadas a la construcción del rol de género que determina diferentes valores, actitudes y conductas, así como desigualdades en el poder, en el acceso a los recursos y la existencia de una profunda división sexual del trabajo o brechas salariales que impactan en su desarrollo social. A lo anterior se suma que en su mayoría son mujeres quienes sostienen el cuidado y el mantenimiento de la vida, desempeñándose en esas ocupaciones, invisibles e infravaloradas, sin las cuales sería inviable participar en las otras ocupaciones a las que se les da socialmente más valor. La forma en que está prescrito el rol de mujer cuidadora favorece el deterioro de su salud siendo los estereotipos de género los que pueden contribuir al detrimento de su calidad de vida. (Fonseca, 2020). Con respecto a la violencia estructural hacia las mujeres se requiere la urgente protección e intervención en apoyo de quienes sufren la parte más brutal de la esta violencia, garantizando desde nuestro actuar profesional un abordaje integral tanto en los espacios públicos como privados, asegurando el respeto y protección del derecho a la vida, a la salud mental, sexual y reproductiva; valorando la importancia de contextos igualitarios que valoren la diversidad de género impidiendo la alienación ocupacional tanto de mujeres como de hombres en los espacios de intervención profesional.

f) Los pueblos originarios han sido afectados por desigualdades históricas en diversas latitudes del mundo, sufriendo el desplazamiento, la discriminación y la violencia de Estado lo que los ha llevado en muchos territorios a la vulneración de sus derechos, la desprotección de su medio ambiente, falta de oportunidades de desarrollo y de acceso a la salud y educación. Según la Declaración sobre los derechos de los pueblos indígenas (ONU, 2007) los pueblos originarios son libres e iguales a todos los demás pueblos y personas y tienen derecho a no ser objeto de ninguna discriminación en el ejercicio de sus derechos que esté fundada, en particular, en su origen o identidad. Es así como la terapia ocupacional requiere hacer frente al desafío de escuchar y comprender su cotidianeidad profundizando en sus ocupaciones colectivas, tratando de observar cuáles son las transformaciones que sufren sus comunidades atravesadas por largos procesos de violencia, segregación e injusticias que afectan a la consolidación de su identidad y sentido de pertenencia. Como lo mencionan en el estudio (Aróstica, Garrido, Saavedra, & Salinas, 2017) los profesionales no debemos olvidar que los procesos de terapia ocupacional que se les proporciona a los usuarios provienen de una visión de la medicina que no es la suya, invalidando muchas veces sus propias creencias lo que puede ser obstaculizador de los procesos de atención, en que no existe un sujeto individual sino que es la persona más su ambiente, su territorio, sus tradiciones, en definitiva, su cultura.

g) Las personas de la diversidad sexual y comunidades LGBTIQ+ con orientaciones sexuales, identidades y expresiones de género no normativas, o cuyos cuerpos varían del estándar corporal femenino y masculino se ven enfrentadas a la alarmante realidad de la violencia generalizada en su contra (CIDH, 2018). Se hace urgente garantizar la igualdad y no discriminación favoreciendo el debido acceso a la salud, al empleo, a la justicia, y a la participación social de esta comunidad. Como se menciona en (Marchant Castillo, 2019) es importante visibilizar, sensibilizar, educar respecto a la diversidad sexual y las expresiones de éstas, normalizando la condición e integrándola a la cultura. Como profesionales requerimos además intervenir erradicando los prejuicios, estereotipos y la intolerancia que impiden el pleno ejercicio de los derechos de las personas LGBTI+, así como debemos colaborar en el desarrollo de sus proyectos de vida, en sus elecciones ocupacionales con autonomía, dignidad y libres de toda forma de discriminación.

h) Las personas privadas de libertad requieren que se respete y garantice su vida y su integridad física, psicológica y moral; teniendo como propósito la reinserción social incluyendo así también la protección de las víctimas y de la sociedad. (CIDH, 2008). El reto de la terapia ocupacional se centra en la posibilidad de brindar oportunidades reales de resocialización, rehabilitación y reinserción, trabajando en la construcción de vínculos sociales y la prevención de la reincidencia (Carballo Suárez, 2018). ¿Pero cómo hacerlo si los medios penitenciarios son un obstáculo para la consecución de dicho fin?, falta mucho por comprender de estos procesos de reinserción por parte del Estado, las condiciones de hacinamiento y de falta de personal idóneo que impiden llevar a cabo intervenciones individualizadas e integrales. El desafío es visualizar como la terapia ocupacional puede ser una profesión que aporte a que la persona se motive con mejores oportunidades para que también pueda comprometerse en su proceso de responsabilización e integración social una vez cumplida su condena previniendo la reincidencia delictiva, sin duda es una labor que requiere interdisciplinariedad y por sobre todo un Estado interesado en la reinserción social.

i) Las personas víctimas de violencia de Estado, ya sea sometidas a tortura o a otros tratos crueles, inhumanos o degradantes, son afectadas por la relativización de los actos de violación de derechos humanos por parte de los gobiernos y su pretensión de mantener una autoridad moral y una legitimidad auto concebida como superior para atentar contra ellos. (Huhle, 1993). Según el llamado monopolio de la violencia, el Estado es la fuente de la legitimidad del uso de la violencia (Weber, 1919) la policía y los militares son sus principales instrumentos, pero esto no significa que sólo la fuerza pública puede ser usada: la fuerza privada (como en la seguridad privada) se puede utilizar también, siempre y cuando sea autorizada por el Estado. Es decir, la aplicación concreta de la violencia se delega o se permite por el Estado. Cuando el Estado, a través de alguno de sus agentes, incumple sus obligaciones en derechos humanos se le considera como responsable de la violación de éstos. Y si las violaciones, además, son de alta gravedad y se cumplen algunos requisitos de contexto, pueden ser considerados crímenes internacionales tales como genocidios, crímenes de lesa humanidad o crímenes de guerra, violencia racial y social. Como Terapeutas ocupacionales requerimos estar atentos a estos contextos con el fin de denunciar los posibles abusos de los gobiernos, a través de los instrumentos otorgados por la ley, es así como las asociaciones gremiales y colegios profesionales son entes importantes que permiten resguardar el ejercicio ético de la profesión, para mantener el valor de ponernos siempre al servicio de nuestra sociedad, de los principios democráticos y del respeto irrestricto a los Derechos Humanos. Se hace especialmente relevante comprender que como profesionales requerimos tener un alto compromiso ético y valórico hacia las personas, grupos y comunidades vulnerables, no podemos callar frente a la prolongación de una situación de violencia institucionalizada, ya que se tiene el riesgo de ser naturalizada como una forma de vida para la población.

Como profesionales requerimos avanzar, como lo menciona Valderrama Núñez (2019) hacia la materialización de condiciones para una existencia digna; para que todos los sujetos y comunidades gocen plenamente de sus derechos; protegiendo la naturaleza como el espacio y lugar que permite todas las formas de vida; fomentando la participación en condiciones de equidad, favoreciendo el desarrollo de la autonomía cultural, territorial, educativa y organizacional de las comunidades y colectivos.

Hoy, se interpela nuestro rol profesional, en su rol político, como un agente que puede aportar desde el trabajo interprofesional, a una nueva concepción de país y democracia. Como profesionales deberíamos unir fuerzas con los movimientos de la sociedad civil y otros interesados para poner en marcha un accionar sistemático que promueva los Derechos Humanos en nuestros distintitos espacios de actuación, realizando una práctica cotidiana a través del ejercicio de defenderlos a través de la protección de ellos. La convicción está en que cuando las personas consiguen ejercer sus derechos humanos, logran defenderse por sí mismas empoderándose para dar forma a las decisiones que impactan en sus vidas, sin embargo, este empoderamiento no se logra de un día a otro, ya que, para alcanzar el pleno ejercicio de los derechos humanos, se requiere defender la igualdad y avanzar a construir sociedades más participativas e inclusivas que derriben las estructuras de discriminación que generan pobreza y desigualdad, por lo que la Terapia Ocupacional puede y debe tener un papel que cumplir para que los derechos humanos sean una realidad universal.

REFERENCIAS

ACNUDH. (2004). ONU Oficina del Alto Comisionado de Derechos Humanos. *Folleto informativo* (29): Los Defensores de los Derechos Humanos: Protección del Derecho a Defender los Derechos Humanos. https://www.refworld.org.es/docid/4799eb1e2.html

ACNUDH. (2006). Oficina del Alto Comisionado de Derechos Humanos. *Convención sobre los derechos de las personas con discapacidad.* https://www.un.org/esa/socdev/enable/documents/tccconvs.pdf

Aróstica, N., Garrido, B., Saavedra, J., & Salinas, M. (2017). *Experiencias de terapeutas ocupacionales con pueblos indígenas: una mirada desde los equipos rurales de rehabilitación.* Universidad de la Frontera. Chile: Seminario de Título, para optar al grado de Terapia Ocupacional.

Burca, D. (October de 2020). *Cumplir la promesa del ODS 16 de promover y proteger el espacio cívico.* https://www.openglobalrights.org/spanish/

Carballo Suárez, D. (2018). *Una realidad de Terapia Ocupacional en el contexto penitenciario.* Traballo de fin de grao. Universidade da Coruña.

Centro de Derechos Humanos, Facultad de Derecho, Universidad Diego Portales. (2021). *Informe anual sobre Derechos Humanos en Chile.* Santiago: Ediciones Universidad Diego Portales.https://derechoshumanos.udp.cl/informe-anual/informe-anual-sobre-derechos-humanos-en-chile-2021/

CIDH. (2008). Comisión Interamericana de Derechos Humanos. *Principios y Buenas Prácticas sobre la Protección de las Personas Privadas de Libertad en las Américas.* https://www.oas.org/es/cidh/mandato/Basicos/PrincipiosPPL.asp

CIDH. (2018). Comisión Interamericana de Derechos Humanos. *Avances y Desafíos hacia el reconocimiento de los derechos de las personas LGBTI en las Américas.* http://www.oas.org/es/cidh/informes/pdfs/LGBTI-ReconocimientoDerechos2019.pdf

Defensoría de la discapacidad. (2014). *Derechos Humanos y Discapacidad.* https://defensoriadeladiscapacidad.cl/educacion-legal/derechos-humanos-y-discapacidad

Faria Teixeira, R. S., & Solans García, M. A. (2017). Intervención desde terapia ocupacional con personas refugiadas: revisión bibliográfica. *TOG (A Coruña), 14*(26), 495-507. http://www.revistatog.com/num26/pdfs/revision3.pdf

Fonseca, I. (2020). Influencia del género en la salud de las mujeres cuidadoras familiares. *Revista Chilena de Terapia Ocupacional, 20*(2), 211-219. doi:10.5354/0719-5346.2020.51517

Frank, G., & Zemke, R. (2009). Occupational Therapy Foundations for Political Engagement and Social Transformation. En N. Pollard, D. Sakellariou, & F. Kronenberg, *A Political Practice of Occupational Therapy* (pp. 111-136). New York: Edinburgh. Front line defenders. (2019). https://www.frontlinedefenders.org/es/violation/killing

González Guede, V. (2015). *Educación en Hull House de Chicago (1889-1935): acercamiento comparativo entre la metodología de Jane Addams y John Dewey.* Universidad Complutense de Madrid Facultad de Educación - Centro de Formación del Profesorado Máster Universitario de Estudios Avanzados en Pedagogía.

Guajardo Cordoba, A., & Galheigo, S. (2015). Reflexiones críticas acerca de los derechos humanos: Contribuciones desde la terapia ocupacional Latinoamericana. *World Federation of Occupational Therapists Bulletin., 71*(2), 73-80.

Guajardo, A. (2014). Una Terapia Ocupacional Crítica como posibilidad. En V. Dos Santos, & A. Gallassi, *Questoes Contemporâneas da Terapia Ocupacional na América do Sul.* Curitiba: CRV.

Huhle, R. (1993). La violación de los Derechos Humanos ¿Privilegio de los Estados? *KO'AGA ROÑE'ETA* se.iv , 6-21. http://www.derechos.org/koaga/iv/1/huhle.html

Ley 20.885, *Creación de la Subsecretaría de Derechos Humanos y adecúa la Ley Orgánica del Ministerio de Justicia* (Chile 16 de Diciembre de 2016).

Marchant Castillo, J. (2019). Posibles Abordajes de Terapia Ocupacional en la educación sexual de niños, adolescentes y jóvenes Lesbianas, Gay, Bisexuales y Transgéneros. *Revista Chilena de Terapia Ocupacional, 19*(2), 63-72. doi:10.5354/0719-5346.2019.5

OEA. (2015). *Organización de los Estados Americanos. Convención Interamericana sobre la Protección de los Derechos Humanos de las personas mayores.* https://www.oas.org/es/sla/ddi/tratados_multilaterales_interamericanos_A-70_derechos_humanos_personas_mayores.asp

ONU. (2007). *Declaración de las Naciones Unidas sobre los derechos de los pueblos indígenas.* https://www.un.org/esa/socdev/unpfii/documents/DRIPS_es.pdf

ONU. (Septiembre de 2015). *Agenda para el Desarrollo Sostenible.* (O. d. Unidas, Ed.) Obtenido de Objetivos de Desarrollo Sostenible: https://www.un.org/sustainabledevelopment/es/development-agenda/

Sanjurjo Castelao, G. (2014). *Philippe Pinel y terapia ocupacional: mitos, leyendas, hechos y evidencias.* e-Critical-Books.

Simó Algado, S., Guajardo Córdoba, A., Correa Oliver, F., Galheigo, S., & García-Ruiz, S. (2016). *Terapias Ocupacionales desde el Sur. Derechos humanos, ciudadanía y participación.* Santiago, Chile: USACH.

Subsecretaría de Derechos Humanos. (2017). *Primer Plan Nacional de Derechos Humanos.* Chile: Ministerio de Justicia y Derechos Humanos.

UNICEF. (2006). *Convención sobre los Derechos del Niño.* https://www.un.org/es/events/childrenday/pdf/derechos.pdf

Valderrama Nuñez., C. M. (2019). Terapias Ocupacionales del Sur: una propuesta para su comprensión. *Cadernos Brasileiros de Terapia Ocupacional, 27*(3), 671-680.

Victoriano Serrano, F. (2010). Estado, golpes de Estado y militarización en América Latina: una reflexión histórico política. *Argumentos., 23*(64), 175-193. http://www.scielo.org.mx/scielo.php?script=sci_arttext&pid=S0187-57952010000300008&n

Wachenje, B. (29 de junio de 2020). *Global Witness.* https://www.globalwitness.org/en/campaigns/environmental-activists/defending-tomorrow/

Weber, M. (1919). *El político y el científico.* Documento preparado por el Programa de Redes Informáticas y Productivas de la Universidad Nacional de General San Martín (UNSAM). http:\\www.bibliotecabasica.com.ar

CAPÍTULO 14

A TERAPIA OCUPACIONAL SOCIAL E A CONSTRUÇÃO DA AÇÃO PROFESSIONAL EM EQUIPAMENTOS DA ASSISTÊNCIA SOCIAL BRASILEIRA

Ana Carolina de Souza Basso
Waldez Cavalcante Bezerra

Introdução

Este texto discorre, através do relato de práticas profissionais, sobre a atuação de terapeutas ocupacionais na assistência social brasileira, informadas pelo referencial teórico-metodológico da terapia ocupacional social. Inicialmente, contextualiza-se a política de assistência social brasileira e a inserção de terapeutas ocupacionais nas equipes de referência dos serviços desta política. Em seguida, realizam-se alguns apontamentos sobre a terapia ocupacional social e suas proposições metodológicas para informar a prática profissional. Por fim, os autores apresentam e discutem suas experiências em distintos equipamentos socioassistenciais, delineando seus objetivos de intervenção e as ações realizadas.

A política de assistência social brasileira

A assistência social brasileira, que se constituiu historicamente como ações vinculadas ao assistencialismo e à caridade perpassando pelo campo da filantropia, assumiu, a partir da Constituição Federal de 1988, *status* de direito dentro da instância da política pública (Brasil, 2004).

No campo dos direitos sociais, na lógica da proteção social pública, da universalização dos acessos e da responsabilidade estatal, ela passou a ser um campo de defesa e atendimento às necessidades dos segmentos mais empobrecidos da sociedade, que não conseguem assegurar sua subsistência pelas rendas do trabalho (Couto *et al.*, 2012).

Um marco histórico-legal de sua formalização foi a regulamentação da Lei Orgânica de Assistência Social (LOAS) em 1993, que consolidou a política pública e estabeleceu que a assistência social fosse direito de todo e qualquer cidadão que dela precisasse sem a obrigatoriedade prévia de contribuição. Seu objetivo é prover os mínimos sociais por meio de ações organizadas na forma de um sistema descentralizado e participativo, além de agir de modo integrado às outras políticas setoriais visando o enfrentamento da pobreza, o atendimento a contingências sociais e à universalização dos direitos sociais (Brasil, 1993).

Em 2003 aconteceu a IV Conferência Nacional de Assistência Social que deliberou pela elaboração de uma política que articulasse os princípios e diretrizes respaldados na Constituição de 1988 e na LOAS. Assim, em 2004, a Política Nacional de Assistência Social (PNAS) teve como objetivo efetivar os direitos à assistência social na prática (Brasil, 2004).

Com a aprovação, em 2005, da Norma Operacional Básica (NOB/SUAS) ocorreu a implementação e a pactuação federativa e regulamentação do novo sistema que visa operacionalizar as políticas e ações socioassistenciais, o Sistema Único de Assistência Social (SUAS), abrangendo dois níveis de complexidade: a Proteção Social Básica (PSB) e a Proteção Social Especial (PSE) (Brasil, 2004).

O objetivo da PSB é contribuir para a prevenção de situações de risco social e violação de direitos, desenvolvendo potencialidades e aquisições para fortalecer os vínculos familiares e comunitários (Brasil, 2009). Fica sob a responsabilidade dos Centros de Referência de Assistência Social (CRAS), tendo na família a unidade de referência das ações. Neste nível de proteção as ações visam promover a convivência, a socialização e o acolhimento das famílias cujos vínculos familiares e comunitários não foram rompidos, assim como a integração dos indivíduos ao mercado de trabalho (Brasil, 2004). Os CRAS são estruturados em territórios de maior vulnerabilidade e risco social dos municípios e constituem-se como a principal porta de entrada do SUAS, possibilitando o acesso de um grande número de famílias à rede de proteção social da assistência social (Brasil, 2009).

A PSE, dividida em média e alta complexidades, tem como equipamento de referência os Centros de Referência Especializados de Assistência Social (CREAS) e visa prestar assistência às famílias e indivíduos que tiveram seus direitos violados. O que diferencia a média da alta complexidade é a existência ou não de vínculos familiares e/ou comunitários, estando estes rompidos nas situações da alta complexidade (Brasil, 2004). No âmbito de atuação da assistência social, as situações de risco pessoal e social, por violação de direitos, expressam-se na iminência ou ocorrência de eventos como: violência intrafamiliar física e psicológica, abandono, negligência, abuso e exploração sexual, situação de rua, ato infracional, trabalho infantil, afastamento do convívio familiar e comunitário, idosos em situação de dependência e pessoas com deficiência com agravos decorrente de isolamento social, dentre outros (Brasil, 2004).

A terapia ocupacional na assistência social no Brasil

O campo socioassistencial é um dos contextos de inserção e de práticas profissionais de terapeutas ocupacionais no Brasil. A profissão foi reconhecida, através da Resolução nº 17 de 2011 do Conselho Nacional de Assistência Social, como uma das categorias que podem compor as equipes dos serviços socioassistenciais, em todas as esferas de proteção do SUAS (Brasil, 2011).

Este setor da política social tem sido foco de discussão e investigação da terapia ocupacional social, área de atuação profissional e referencial teórico-metodológico que potencialmente informa a prática no âmbito do SUAS (Oliveira *et al.*, 2019).

A terapia ocupacional social brasileira vem se construindo desde o final da década de 1970, quando terapeutas ocupacionais começaram a atuar em instituições cujas demandas suscitavam ações que extrapolavam o campo da saúde, discutindo acerca dos aspectos estruturais da sociedade, que atravessavam as condições de vida dos sujeitos e coletivos (Galheigo, 2016).

Enquanto referencial teórico-metodológico, constitui-se a partir do diálogo com saberes diferentes daqueles tradicionais do campo biomédico. Desse modo, constrói metodologias de intervenção que se propõem a responder questões de ordem essencialmente socioeconômica, política e cultural dos sujeitos e coletivos, podendo informar práticas de terapeutas ocupacionais em diferentes setores de políticas públicas (assistência social, sociojurídico, cultura, educação, etc.).

Dentre os recursos e tecnologias sociais que ao longo dos últimos anos vêm sendo desenvolvidos na terapia ocupacional social brasileira, temos: a) *Oficinas de Atividades, Dinâmicas e Projetos:* são ações profissionais que concebem as atividades como um recurso mediador do trabalho de aproximação, acompanhamento, apreensão das demandas e fortalecimento dos sujeitos individuais e coletivos. Possibilitam os fazeres compartilhados, despertando interesses; favorecem a criação/ampliação e fortalecimento de redes relacionais de suporte; podem ser uma estratégia para geração de trabalho e renda; um recurso para promoção da convivência, da autonomia e da emancipação pessoal; b) *Acompanhamentos Singulares e Territoriais:* são estratégias utilizadas que possibilitam uma percepção e interação mais real do cotidiano e contexto de vida dos sujeitos, interconectando suas histórias e percursos, sua situação atual e sua rede de relações. Partem da escuta atenta das demandas de pessoas, grupos ou coletivos na direção do seu equacionamento; c) *Articulação de Recursos no*

Campo Social: compreende uma gama de ações realizadas desde o plano individual, passando pelos grupos, coletivos, até os níveis da política e da gestão. Envolve a utilização dos recursos possíveis (financeiros, materiais, relacionais, afetivos), sejam eles micro ou macrossociais, para compor as intervenções; d) *Dinamização da Rede de Serviços:* visa mapear, divulgar e consolidar todos os programas, projetos e serviços com o intuito de fomentar a interação e a integração entre eles, articulando os diferentes setores e níveis de intervenção. Envolve a articulação das redes setoriais e intersetoriais (Lopes *et al.*, 2014).

A ação profissional em equipamentos da assistência social brasileira

As ações relatadas a seguir integram um conjunto de intervenções propostas por dois projetos de extensão universitária em duas Instituições de Ensino Superior (IES) públicas, em distintas regiões do país. Participaram das experiências docentes terapeutas ocupacionais, estudantes de graduação e terapeutas ocupacionais voluntários. Ambos os projetos têm seu trabalho subsidiado pelo referencial teórico-metodológico da terapia ocupacional social brasileira.

- **Ações no âmbito da Proteção Social Básica**

A experiência ocorreu em um CRAS da cidade de Maceió, estado de Alagoas, região Nordeste do Brasil. Teve como foco o acompanhamento e o desenvolvimento de ações junto a um grupo de jovens inseridos no Serviço de Convivência e Fortalecimento de Vínculos (SCFV), que objetiva garantir aquisições progressivas aos seus usuários, de acordo com o seu ciclo de vida, a fim de complementar o trabalho social com famílias e prevenir a ocorrência de situações de risco social (Brasil, 2009).

As ações ocorreram em 2019 e estiveram calcadas na noção de cidadania e na defesa dos direitos atinentes a ela, na problematização da realidade de vida dos jovens, possibilitando a compreensão crítica do seu contexto, no diálogo com os técnicos das instituições, no incentivo ao protagonismo juvenil e fortalecimento das redes sociais de suporte.

A identificação das demandas dos jovens se deu a partir de diálogos com a técnica responsável pelo SCFV e com os próprios jovens, com estes últimos mediados pelas Oficinas de Atividades, que serviram como estratégia de aproximação ao grupo e construção de vínculos. A partir desta estratégia foi visto que as principais necessidades dos jovens eram: o fortalecimento da relação deles com o CRAS e com a escola; e a estruturação e o fortalecimento de um grupo de dança que eles faziam parte, que se constituía como um importante ponto de apoio em suas vidas diante das vulnerabilidades enfrentadas.

Os encontros propiciados pelas Oficinas de Atividades provocaram outras intervenções, que ocorreram a partir da Dinamização das Redes de Atenção e da Articulação de Recursos no Campo Social. Assim, o projeto articulou visitas à escola dos jovens para mediar relações com a gestão escolar, uma vez que havia conflitos que estavam afetando o interesse deles pela escola, a frequência e o desempenho escolar. Também foi realizada uma articulação para ida dos jovens à universidade para conhecer o curso de graduação em dança, espaço até então desconhecido por eles, na qual puderam ser realizadas trocas sociais e discutidas novas possibilidades de projetos futuros vinculados à educação em sua interface com a arte e a cultura.

Para o fortalecimento da relação entre os jovens e a equipe do CRAS, foi possível notar que as Oficinas de Atividades, realizadas semanalmente, permitiram construir vínculos e relações que configuraram aqueles encontros como dispositivos de mediação, pois os jovens levavam demandas e necessidades individuais, nem sempre comunicadas à equipe do CRAS. Os acompanhamentos em terapia ocupacional, além de fornecerem orientações sobre acesso aos direitos, articulavam-se com a equipe do serviço, buscando dinamizar o papel do CRAS com vistas ao atendimento de tais demandas.

Em relação à maior estruturação do grupo de dança, visto que eles desejavam participar de concursos, foi necessário buscar parcerias com outros sujeitos, dentre os quais um profissional da área de publicidade que auxiliou o grupo na construção da sua identidade visual e na elaboração de materiais utilizados para divulgação. Também buscou-se articulações com profissionais da área da dança, os quais iam ao CRAS promover rodas de conversa e oficinas com os jovens, abordando questões mais técnicas da dança que fugiam do domínio da terapia ocupacional.

- **Ações no âmbito da Proteção Social Especial de Alta Complexidade**

A segunda experiência aconteceu em um abrigo institucional entre os anos de 2019 e 2020, cujo público acompanhado foram homens com idades de 18 a 59 anos, que se encontravam em situação de rua, na cidade do Rio de Janeiro, estado do Rio de Janeiro, região Sudeste do Brasil.

A PSE de Alta Complexidade tem como objetivo promover o acolhimento de famílias ou indivíduos com vínculos familiares rompidos ou fragilizados, de forma a garantir sua proteção integral, por meio da oferta de acompanhamento que garanta condições de estadia, convívio e endereço de referência, acolhendo com privacidade pessoas em situação de rua e desabrigo por motivos diversos (Brasil, 2009).

Um dos objetivos de trabalho dos serviços de acolhimento institucional para a população adulta envolve a inclusão produtiva, implicando a construção de ações técnicas que desenvolvam, causem, fomentem, motivem, ocasionem, originem e/ou provoquem o sujeito em acompanhamento socioassistencial a relacionar-se com o trabalho no sentido de construção de emancipação e protagonismo.

As ações do projeto articularam-se a este foco, visto que este já se apresentava como demanda para a equipe do serviço, que por sua vez, frente ao quantitativo reduzido de profissionais e alta carga de trabalho, tinha dificuldades para operacionalizá-lo. Desta forma, a proposta visou realizar aproximações ao mundo do trabalho, envolvendo ações alinhadas com o debate sobre inclusão produtiva, empregabilidade, desemprego estrutural, mercado de trabalho competitivo, cooperativismo e economia solidária.

A construção de vínculos e de relações com os usuários do serviço foram realizadas através das Oficinas de Atividades, Dinâmicas e Projetos, que envolveram encontros semanais cujas temáticas provocaram incursões no mundo do trabalho, e que permitiram uma maior aproximação entre os envolvidos. Dentre as atividades inicialmente realizadas cita-se: a construção de uma cartografia laboral, que se debruçou sobre as histórias dos sujeitos e sua relação com o mundo do trabalho; oficinas de currículos cujo foco foram as habilidades que os sujeitos tinham e os trabalhos que realmente sentiam prazer em realizar; oficinas de informática, onde eles puderam, além de desenvolver algumas habilidades básicas de informática, aproximar-se do *campus* da IES e frequentá-lo de forma mais espontânea.

Na medida em que estas Oficinas de Atividades aconteceram, foi possível conhecer interesses e intencionalidades dos participantes. Frente ao objetivo que os homens tinham de trabalhar e gerar renda, estabeleceu-se parceria com uma Incubadora Tecnológica de Cooperativas Populares (ITCP), alocada no próprio *campus* da IES, dando início a um curso de formação para fabricação de bolos e biscoitos funcionais, com um Projeto de Geração de Trabalho e Renda.

Desta forma, o grupo estruturou-se para o trabalho cooperado e foi realizada Articulação de Recursos no Campo Social para estabelecimento de parceria com uma igreja do bairro, uma IES privada e uma feira de economia solidária para instalação de estande e venda dos produtos.

Considerações finais

As experiências relatadas demonstraram a construção de ações em terapia ocupacional no contexto da política de assistência social brasileira, sustentadas pelo referencial teórico-metodológico da terapia ocupacional social. Nota-se uma coerência entre os objetivos desta política social e as proposições deste referencial. As ações, que demandaram a mobilização de diferentes recursos e tecnologias sociais a partir da terapia ocupacional social, visaram enfrentar as vulnerabilidades presentes no cotidiano dos sujeitos acompanhados e contribuir para a proteção social, seja prevenindo rupturas ou intervindo quando violações de direitos estavam instauradas.

REFERÊNCIAS

Brasil. (1993). *Lei n. 8.742, de 7 de dezembro de 1993.* Lei Orgânica da Assistência Social. Brasília, DF.

Brasil. (2004). Conselho Nacional de Assistência Social. *Resolução n. 145 de 15 de outubro de 2004.* Política Nacional de Assistência Social – PNAS. Brasília, DF.

Brasil. (2009). Conselho Nacional de Assistência Social. *Resolução n. 109 de 11 de novembro de 2009.* Aprova a Tipificação Nacional de serviços socioassistenciais. Brasília, DF.

Brasil. (2011). Conselho Nacional de Assistência Social. Conselho Nacional de Assistência Social. *Resolução n. 17 de 20 de junho de 2011.* Brasília, DF.

Couto, B. R. *et al.* (2012). A Política Nacional de Assistência Social e o SUAS: apresentando e problematizando fundamentos e conceitos. In: Couto, B. R. *et al.* (Orgs.). *O Sistema Único de Assistência Social no Brasil:* uma realidade em movimento. (3. ed., pp. 54-87). São Paulo: Cortez.

Galheigo, S. M. (2016). Terapia ocupacional social: uma síntese histórica acerca da constituição de um campo de saber e de prática. In: Lopes, R. E. & Malfitano, A. P. S. *Terapia ocupacional social:* desenhos teóricos e contornos práticos (pp. 49-68). São Carlos: EdUFSCAR.

Lopes, R. E. *et al.* (2014). Recursos e tecnologia em Terapia Ocupacional Social: ações com jovens pobres na cidade. *Cadernos de terapia ocupacional da UFSCar, 22*(3), 591-602.

Oliveira, M. L. *et al.* (2019). O cenário da inserção dos terapeutas ocupacionais no Sistema Único de Assistência Social: registros oficiais sobre o nosso percurso. *Cadernos Brasileiros de Terapia Ocupacional, 27*(4), 828-842.

CAPÍTULO 15

AÇÕES TERRITORIAIS E COMUNITÁRIAS NO BRASIL: vivências e reflexões a partir da Terapia Ocupacional Social

Monica Villaça Gonçalves
Gabriela Pereira Vasters
Beatriz Prado Pereira
Marina Jorge da Silva
Pamela Cristina Bianchi

Territórios e territorialidades no Brasil e América Latina: contextualizando de onde partimos

Os países do território latino-americano constituíram-se a partir de processos colonizadores que, pautados na lógica da exploração capitalista dos países europeus, exploraram suas riquezas, exterminaram parte de sua população nativa e sustentaram, por séculos a fio, um regime de trabalho escravista (Galeano, 1982). Tal história reflete-se ainda hoje na extrema desigualdade social presente nos países, notada pelo desequilíbrio na distribuição de renda, terras e bens, assim como pelas barreiras e até impossibilidades de participação social e efetivação da cidadania de determinados grupos populacionais.

Embora dados de caráter quantitativos e classificações por renda sejam formas importantes de se mensurar desigualdades socioeconômicas, por si só são insuficientes para visibilizar os processos sociais que diferenciam e hierarquizam grupos sociais, e para demonstrar os impactos e contradições que se desdobram sobre a vida cotidiana desses sujeitos. Por exemplo, para Santos (2007), as desigualdades sociais, avaliadas pelo fator econômico e social, se potencializam quando somadas ao fator geográfico, ou seja, estão fortemente atrelados ao seu local de vida. Desse modo, o território, mais que um produto histórico de processos sociais e políticos, é também produtor de complexidades, heterogeneidades e desigualdades.

No entendimento que a (re)produção de desigualdades estão relacionadas também à uma vertente territorial, aponta-se a estratégia de lançar luz sobre os processos que se articulam com/no e partir do território, como necessária no enfrentamento das desigualdades sociais.

Tomando o enfrentamento das situações de pobreza e desigualdade, em prol do alargamento das possibilidades de vida e acesso a bens sociais e cidadania como parte de sua tarefa profissional (Lopes, 2016), terapeutas ocupacionais latino-americanos têm desenvolvido conhecimentos e práticas alinhados às demandas que emergem de suas realidades sociais, econômicas e políticas locais, notadamente a partir das décadas de 1970/1980, quando importantes reflexões críticas, aliadas ao desenvolvimento de novos espaços de trabalho e de questionamentos sobre o papel político dos terapeutas ocupacionais, se fortaleciam na luta contra as ditaduras militares e em prol da democratização dos países e das reformas sanitária e psiquiátrica (Barros et al., 2007).

As críticas e reflexões acerca da assistência asilar desencadearam a possibilidade (e necessidade) de olhar para outros espaços de prática. Soma-se a isso o fato de que as próprias políticas públicas sociais, como é o caso do Brasil, preconizarem a abordagem territorial como estratégia para diferentes setores como a saúde e a assistência social (Lopes et al., 2013). Assim, instaurou-se um movimento de valorização das práticas territoriais (Barros et al., 2007), centradas nos espaços de vida dos sujeitos.

Além da promoção de intervenções nos espaços do cotidiano dos grupos com os quais intervém, a atuação no território e na comunidade retrata uma estratégia de ação ao preconizar o desenvolvimento de atividades próximas ao seu público-alvo, seja fisicamente – no sentido geográfico – ou próximas de seu contexto – ao considerar os aspectos sociais, históricos, econômicos, políticos e culturais existentes (Lopes et al., 2013).

De acordo com Santos (2000), "o território é o chão e mais a população, isto é, uma identidade, o fato e o sentimento de pertencer àquilo que nos pertence. O território é a base do trabalho, da resistência, das trocas materiais e espirituais e da vida sobre as quais ele influi. Quando se fala em território, deve-se, pois, de logo, entender que está se falando em território usado, utilizado por uma dada população" (p. 96). É a partir desta compreensão sobre o território como "um espaço de possibilidades de expressões concretas de vida" (Malfitano & Bianchi, 2013, p. 564) que ele é considerado um *lócus* privilegiado de intervenção nas propostas de ação da Terapia Ocupacional Social.

Partindo dessa perspectiva, trazemos a seguir quatro breves experiências do que coletivamente vimos construindo na/pela *Rede Metuia - Terapia Ocupacional Social*[14]. Trata-se, majoritariamente, de ações que decorrem de

---

14   Uma "rede" que reúne professores, profissionais e estudantes de graduação e de pós-graduação de diferentes universidades, compondo diferente núcleos do METUIA, a saber: Universidade de São Paulo (USP/SP), Universidade Federal de São Carlos (UFSCar), Universidade Federal do Espírito Santo (UFES) e Universidade Federal de São Paulo (Unifesp) na região sudeste do Brasil; Universidade de Brasília (UnB) na região Centro-Oeste; Universidade Federal da Paraíba (UFPB) em cooperação técnica com a Universidade Estadual de Ciências da Saúde (Uncisal) na região nordeste do país e serviços, sob "concepções

atividades de extensão universitária e, apesar de serem protagonizadas também por outros colegas, nos recortes aqui colocados parte-se das vivências e reflexões de docentes-pesquisadoras que compõem o grupo de pesquisa intitulado *"Nas Ruas: Cidades, Espaços públicos, Território e Terapia Ocupacional"* dedicado, também, aos temas da ação territorial e comunitária na Terapia Ocupacional.

Quatro territórios, inúmeras histórias: compartilhando alguns relatos das nossas vivências

A chegada ao território: experiências na cidade Santos/São Paulo

A experiência a seguir foi desenvolvida por docente e estudantes do núcleo METUIA da Universidade Federal de São Paulo (Unifesp), fundamentados na Terapia Ocupacional Social em diálogo com referenciais da Antropologia Urbana, Educação Popular Freireana e Geografia Crítica. Trata-se de breve relato do processo de construção das aproximações a um determinado território no centro urbano de Santos, litoral de São Paulo, a partir do projeto de extensão *"Dinâmicas do território: diferentes modos de ocupação e pertencimento ao espaço público na região do Largo do Mercado em Santos/SP"*.

O projeto tem como objetivo geral a promoção de diferentes modos de uso, circulação, ocupação e apropriação do espaço público em um território no centro de Santos/SP, marcado pelos cortiços, comércios e pessoas em situação de rua. Parte-se da compreensão das diferentes dinâmicas que os atores sociais fazem daquele e naquele território, considerando as diferentes dimensões deste uso (trabalho, habitação, lazer, cultura, sociabilidades, dentre outros) por meio da construção de espaços de encontros, diálogo, trocas, fortalecimentos dos laços sociocomunitários com vistas à promoção da cidadania, direito à cidade e direito à cultura.

Considerando as especificidades locais, reconheceu-se a necessidade e importância de construir a chegada ao território lançando mão de diferentes metodologias, orientadas pela etnografia e antropologia urbana (Magnani, 2002). Esse processo iniciou-se durante um período de recrudescimento da pandemia por COVID-19, e por isso, de forma virtual. Seguiu-se a estratégia de imersão em mapas online, e a produção de um mapa próprio, onde foram registrados serviços, entidades, organizações, associações de bairro identificados na internet sobre aquele território.

---

teórico-metodológicas comuns, que ao longo dos anos foram sendo construídas e revisitadas, em contínuo processo de diálogo entre seus participantes" (Pereira *et al.*, 2020, p. 557).

A chegada *in loco,* na proposta de "conhecer com os pés", implicava em um processo de imersão gradativa no contexto que se pretendia aproximar a partir da presença ética e respeitosa, cuidando-se do modo de chegar, estar, circular, observar e ouvir aqueles que àquele território pertencem. Foram realizadas territorializações em diferentes dias e horários da semana e neste caminhar pelo território foi possível observar as dinâmicas das relações, circulações, habitações e dos diferentes modos de ocupar os espaços públicos.

Porém, no desafio de superar a "passagem" (segundo Magnani [2002], uma compreensão fragmentada e estereotipada do território construída a partir de quem o observa de fora) e adensar sua compreensão a partir de quem a ele pertence, o projeto se implicou na intensificação e regularidade da presença e na construção de possibilidades de encontros e diálogos com os diferentes atores sociais. Os estreitamentos maiores se deram junto a pessoas em situação de rua (que dormiam nas ruas ou moravam em pensionatos, mas faziam da rua seu principal modo de vida). O "estar junto" que foi sendo construído e, para além das circulações para observação do território, possibilitou maior compreensão das sociabilidades, das diferentes forças que operam naquele território, das disputas e diferentes narrativas nessas relações de poder estabelecidas ali. Ainda que diferentes ações conjuntas já tenham sido possíveis como consequências dos vínculos estabelecidos, compreendendo o território como vivo, em movimento e ressignificado por seus atores de diferentes modos, seguimos (re)aproximando, (re)conhecendo, (re)estranhando e nos (re)familiarizando, sendo novamente estranhados e reconhecidos.

A construção das ações junto à comunidade: experiências na cidade de João Pessoa/Paraíba

O projeto de extensão intitulado *"Timbó em Movimento: espaço público, educação e ação coletiva"* integra o núcleo METUIA da Universidade Federal da Paraíba (UFPB) e conta, atualmente, com a participação de estudantes dos cursos de terapia ocupacional, serviço social e psicopedagogia da UFPB; articulando atividades de ensino e pesquisa à extensão, em parceria com a Associação Juventude em Ação (AJA) da Comunidade do Timbó, na cidade de João Pessoa, capital do estado da Paraíba, no nordeste do Brasil.

A Comunidade do Timbó é um espaço periférico que se constituiu em fins dos anos de 1970 e início dos anos de 1980, durante o período de expansão e urbanização da cidade (Pontes, 2020) e se consolidou através da luta pela permanência no lugar de moradia travada majoritariamente por pessoas pobres vindas do interior dos estados da Paraíba e Pernambuco.

O projeto acontece desde 2018 e tem como foco propor ações em Terapia Ocupacional Social pautadas na compreensão dos modos de vida e na constituição dos cotidianos dos sujeitos e das relações que eles estabelecem com o espaço em que vivem: considerando as ruas, as praças, as quadras, as instituições como locais potentes para criar e/ou fomentar propostas de ação comunitária e intervenção coletiva.

A partilha desses espaços da comunidade como espaço vivido, densificado pelas múltiplas relações culturais e sociais, gerou a possibilidade do reconhecimento de pautas comuns e, assim, a partir da relação direta com moradores e lideranças comunitárias, com o foco maior nos jovens, foi sendo possível elaborar estratégias na direção de construir canais de diálogos, identificar demandas que correspondem ao coletivo, e problematizar possíveis caminhos para a resolução das problemáticas enfrentadas (Pereira *et al.*, 2020).

Com as ações realizadas, a nossa aproximação com a comunidade e os sujeitos que ali vivem, o reconhecimento do trabalho e da nossa presença, foi possível fortalecer diversas parcerias para construções coletivas com as organizações não governamentais, as escolas públicas de ensino fundamental e médio, as associações comunitárias, as organizações civis, as unidades de saúde e as instituições religiosas, constituindo de certa forma uma rede de articulações entre universidade-serviços-comunidade, que se coloca pelo embasamento da *Dinamização da Rede de Serviços* (Lopes, *et al.*, 2014) na tentativa criar estratégias em direção à resolução dos problemas identificados pela comunidade.

As redes, com os diversos atores e instituições, foi se dando na prática cotidiana e foram essenciais para realizar diagnósticos sobre a realidade social vivenciada pelos sujeitos, a partir da leitura e visão dos moradores da comunidade. Por meio das *Oficinas de Atividades, Dinâmicas e Projetos* (Lopes et. al., 2014) e o desenvolvimento de diversos encontros, reuniões, eventos culturais, elaboração de projetos compartilhados, mobilizações coletivas, intervenções artísticas, referenciando às relações de pertencimento, localidade e participação dos sujeitos na tentativa de elaborar uma ação em terapia ocupacional adequada às formas de vida construídas naquela comunidade, contextualizada socialmente e implicada nas condições reais da vida dos moradores, meninos e meninas do Timbó.

A centralidade do território nas ações: experiências na cidade do Rio de Janeiro/Rio de Janeiro

Em 2015, iniciamos um projeto de extensão nomeado *"Juventude(s): Intervenções urbanas de arte-cultura no território"*, ligado ao Departamento de Terapia Ocupacional da Universidade Federal do Rio de Janeiro e coordenado por duas docentes terapeutas ocupacionais. Tínhamos como objetivo realizar oficinas de arte-cultura com jovens moradores de um grande complexo de favelas do Rio de Janeiro, o Complexo do Alemão, para a discussão de temáticas pertinentes ao seu cotidiano, pautadas principalmente por dois eixos: Juventude, Escola e Violência e Juventude e Direitos Humanos. As ações aconteceram principalmente em dois espaços: uma escola pública de ensino médio e uma organização não-governamental (ONG) (Takeiti & Gonçalves, 2021). Durante quase seis anos de ações junto à população jovem através de projetos de extensão foi possível reconhecer, a partir das narrativas dos moradores, em especial os jovens, a centralidade do território em que vivem nos seus cotidianos.

Essas narrativas se deram a partir das atividades realizadas pelos jovens, especialmente através das oficinas de atividades artísticas e culturais, assim como pelas falas e diálogos. Deste modo, "escutar" suas narrativas, expressas pelas atividades foi essencial para a aproximação, compreensão e apreensão de seus cotidianos e as experiências de cada sujeito em sua realidade, portanto, tendem a ser refletidas em referência ao contexto social e histórico (Galheigo, 2009)

Desde a nossa primeira incursão no Complexo de Favelas, o território tem sido central nas discussões com os jovens, fossem eles frequentadores de uma organização não-governamental ou estudantes do Ensino Médio de uma escola pública. Fizemos atividades para que eles nos contassem sobre a história, a arte e a cultura de seu bairro; apontassem o que faltava no seu local de moradia, refletissem sobre a cidade que consideram ideal para viver, mapeando os dispositivos, espaços e serviços voltados para as juventudes a partir dos relatos dos próprios jovens e dos técnicos que com eles atuavam (Gonçalves & Malfitano, 2020; Takeiti & Gonçalves, 2021). Também caminhamos junto a eles pelo local, fazendo arte, oficinas itinerantes, participando de eventos ou simplesmente acompanhando e ouvindo suas histórias.

As narrativas e expressões artística nos mostravam a conturbada relação dos jovens com a polícia; destacaram a arte e a cultura como produtores de vida e sonhos; trouxeram a negritude, a sexualidade e as identidades de gênero como aspectos que impactam diretamente na mobilidade urbana cotidiana; e, por fim, nos mostraram como são constituídas as territorialidades daqueles jovens (Takeiti & Gonçalves, 2021). Foi possível perceber que morar na favela traz uma marca identitária forte no cotidiano dos jovens e em suas relações com a cidade do Rio de Janeiro – tanto no aspecto da sua centralidade no que se refere aos estigmas sofridos que cerceiam a mobilidade urbana e o direito à cidade quanto na construção de uma identidade coletiva, que traz à tona a organização comunitária para a reinvindicação dos direitos sociais, entre ele, o direito participar dos espaços públicos urbanos.

O uso dos espaços públicos: experiências na cidade de São Carlos/São Paulo

Desde 2005 o núcleo METUIA da Universidade Federal de São carlos (UFSCar) vem desenvolvendo ações junto às juventudes de uma região na cidade de São Carlos/SP, constituída por bairros estigmatizados pelos índices de violência, tráfico de drogas, pela precarização de infraestrutura e acesso da população aos equipamentos da rede pública de serviços sociais (Rosa, 2008).

Historicamente a situação de vulnerabilidade social daquele território tem se desdobrado em estigmas sobre a comunidade que ali habita, reduzindo suas possibilidades de circulação, participação social e efetivo exercício de cidadania. Com isso, o METUIA/UFSCar vem associando à ida ao território para realização de *Oficinas de Atividades, Dinâmicas e Projetos* com jovens, a busca por proporcionar fruição a outros espaços do bairro e da cidade. Este movimento tem sido empreendido tanto no sentido de estimular com que os jovens circulem pelo próprio bairro e seu entorno, fazendo, ao menos, uso dos equipamentos nos quais se desenvolvem as ações do METUIA/UFSCar: escolas públicas, espaços de lazer e convivência, praças públicas, entre outros (Lopes et al., 2014), assim como ampliem a circulação para outras partes da cidade, por meio de atividades organizadas pela própria equipe como, por exemplo, uma visita a um espaço de preservação ambiental, a espaços de lazer e cultura para assistir a um espetáculo de dança, ou ainda, à própria UFSCar para um evento de apresentação da Universidade e seus cursos para a comunidade externa, evento conhecido como "Universidade Aberta".

Entende-se que, pela vertente do trabalho territorial e comunitário se tangencia e tensiona o uso de espaços públicos, a partir da estratégia de fomento à convivência e sociabilidade, e dos possíveis exercícios que decorrem disso, como experimentação da igualdade diante da pluralidade; da visibilidade de sujeitos em vulnerabilidade social e suas demandas; e de liberdade para participação na tomada de decisões e aprendizados acerca da vida coletiva e da cidadania, podendo auxiliar na promoção de espaços públicos para múltiplas vivências sociais (Silva & Malfitano, 2021). Trata-se de publicizar os espaços existentes no sentido de maior abertura à coletividade, pluralizando o convívio e fomentando a possibilidade de sujeitos invisibilizados socialmente aparecerem, debaterem e produzirem o mundo comum, ou seja, de participarem social e politicamente.

Algumas reflexões e um convite ao diálogo

Apesar da heterogeneidade regional, implicando em uma diversidade de contextos e em diferenças sócio-históricas, econômicas e culturais, é possível observar aspectos transversais em nossos fazeres. Identifica-se, por exemplo, em todas as experiências relatadas nos diferentes territórios, cidades e estados do país, o reconhecimento dos participantes e parceiros dos projetos como sujeitos de saberes, em composições que buscam legitimar e valorizar suas culturas e modos de vida. Tal apreensão mostrou-se essencial para que as ações fossem condizentes com a realidade e os desejos dos sujeitos com os quais intervimos.

Diante dessa perspectiva, a dimensão territorial coloca-se para além de um *lócus* onde se tece a intervenção, como possibilidade de apreensão da realidade dos sujeitos com os quais se trabalha, e como um elemento informativo de outras variáveis nele implicadas, como as dimensões históricas, econômicas, sociais e culturais.

Entendemos que no âmbito prático, território e comunidade sintetizam ações que ocorrem na e a partir da dimensão coletiva, envolvem as pessoas e seus modos de vida e visam construir espaços para a participação, o diálogo e a autonomia dos coletivos como subsídio para a produção de estratégias eficazes para o trabalho. Se por um lado o território está ligado à colocação de demandas e contornos e à ação do terapeuta ocupacional, é nele que também se apresentam importantes estratégias e recursos para seu equacionamento. Assim, acredita-se que a ação territorial se apresenta como pressuposto, estratégia de ação e elemento meio para se atingir os objetivos propostos pela terapia ocupacional social: o enfrentamento às vulnerabilidades sociais a que estão submetidos os sujeitos de grupos populares urbanos pode, de forma mais ampliada, servir de princípio norteador da ação da área.

Almejamos que as experiências aqui relatadas nos ajudem a construir diálogos com nossos colegas latino-americanos, considerando toda a nossa diversidade cultural e territorial como o centro de reflexões sobre nossas ações, contribuindo com o aprofundamento de um debate crítico sobre a vertente territorial como norteadora da prática profissional.

REFERÊNCIAS

Barros, D. D., Lopes, R. E. & Galheigo, S. M. (2007). Novos espaços, novos sujeitos: a terapia ocupacional no trabalho territorial e comunitário. In A. Cavalcanti & C. Galvão (Eds.), *Terapia Ocupacional: Fundamentação e Prática* (pp. 354-363). Guanabara Koogan.

Galeano, E. (1982). *As veias abertas da América Latina.* (2. ed.). Rio de Janeiro: Editora Paz e Terra.

Galheigo, S. M. (2009). Narrativas contemporâneas: significado, diversidade e contexto. *Revista de Terapia Ocupacional da Universidade de São Paulo, 20*(1), 8-12. http://www.revistas.usp.br/rto/article/viewFile/14050/15868

Gonçalves, M. V. & Malfitano, A. P. S. (2020). Brazilian youth experiencing poverty: Everyday life in the favela. *Journal of Occupational Science, 27*(3), 311-326. https://doi.org/10.1080/14427591.2020.1757495

Lopes, R. E. (2016). Cidadania, direitos e terapia ocupacional social. (Cap. 1, pp. 29-48). São Carlos: EdUFSCar.

Lopes, R. E., Borba, P. L. de O. & Monzeli, G. A. (2013). Expressão livre de jovens por meio do Fanzine: recurso para a terapia ocupacional social. *Saúde e Sociedade, 22*(3), 937-948. https://doi.org/10.1590/S0104-12902013000300027

Lopes, R. E., Malfitano, A. P. S., Silva, C. R. & Borba, P. L. O. (2014). Recursos e tecnologias em Terapia Ocupacional Social: ações com jovens pobres na cidade. *Cadernos Brasileiros de Terapia Ocupacional, 22*(3), 591-602. https://doi.org/10.4322/cto.2014.081

Magnani, J. G. C. (2002). De perto e de dentro: notas para uma etnografia urbana. Revista Brasileira de Ciências Sociais, *17*(49), 11-29. https://www.scielo.br/j/rbcsoc/a/KKxt4zRfvVWbkbgsfQD7ytJ/?format=pdf

Malfitano, A. P. S. & Bianchi, P. C. (2013). Terapia ocupacional e atuação em contextos de vulnerabilidade social: distinções e proximidades entre a área social e o campo de atenção básica em saúde. *Cadernos de Terapia Ocupacional da UFSCar, 21*(3). http://dx.doi.org/10.4322/cto.2013.058

Pereira, B. P., Braga, I. F., Bezerra, W. C. & Monzeli, G. A. Terapia Ocupacional Social no Nordeste: experiências advindas do núcleo Metuia UFPB/Uncisal. In C. Galvão, A. A. Polia & M Q C. Gomes (Orgs.). *Olhares e perspectivas da Terapia Ocupacional: construindo teorias e pensando a prática*. Ebook. João Pessoa. Editora UFPB. 2020.

Política Nacional de Extensão Universitária. Fórum de Pró-Reitores de Extensão das Universidades Públicas Brasileiras–FORPROEX. Disponível em https://www.unifesp.br/reitoria/proex/images/PROEX/RENEX/Pol%-C3%ADtica-Nacional-de-Extens%C3%A3o-Universit%C3%A1ria-e-book.pdf2012. 68p.

Pontes, W. J. "Redes de apoio, intensa pessoalidade e sentimento de pertença na construção de uma cultura emotiva: uma análise da Comunidade do Timbó (João Pessoa-PB)". *RBSE Revista Brasileira de Sociologia da Emoção*, 2020, *19*(55), 189-212, ISSN 1676-8965

Rosa, T. T. (2008). *Fronteiras em disputa na produção da cidade: a trajetória do "Gonzaga" de favela a bairro de periferia*. 2008. 217 f. Dissertação (Mestrado em História). Instituto Filosofia e Ciências Humanas, Universidade Estadual de Campinas, Campinas, 2008. http://bdtd.ibict.br/vufind/Record/CAMP_75194eee4c752b8cb5cef86b88d1eb86

Samper, E. (2018) *¿Puede sobrevivir la democracia a tanta desigualdad? Primeiro Fórum Mundial do Pensamento Crítico*. Buenos Aires, CLACSO. https://www.youtube.com/watch?v=QyeOEHb6h_0.

Santos, M. (2000). *Por uma outra globalização - do pensamento único à consciência universal*. Rio de Janeiro: Record.

Santos, M. (2007). *O espaço do cidadão*. EdUSP.

Silva, M. J. & Malfitano, A. P. S. (2021). Oficinas de atividades, dinâmicas e projetos em Terapia Ocupacional Social como estratégia para a promoção de espaços públicos. *Interface* (Botucatu). 2021; 25, e200055 https://doi.org/10.1590/interface.200055

Takeiti, B. A. & Gonçalves, M. V. (2021). Juventude(s) e arte-cultura no Complexo do Alemão: narrativas de uma experiência em extensão (1st ed.). *Brazil Publishing*. https://doi.org/10.31012/ 978-65-5861-732-7

CAPÍTULO 16

SALUD MENTAL Y TERAPIA OCUPACIONAL EN URUGUAY: Un Campo abierto y en permanente construcción

Rolando Ramírez Pulgar

Contexto: sobre la intención del presente texto

Actualmente en Uruguay la temática en torno a las conceptualizaciones, los abordajes y modelos socio sanitarios, las condiciones de vida de la población y la idea misma de salud mental y comunidad se ponen nuevamente en tensión.

El ya vetusto modelo manicomial, que se resiste a morir cual fantasma que deambula por los recovecos de los viejos pasillos del Hospital, nos invita a reflexionar desde su fantasmagórica presencia. Las lógicas y prácticas que durante décadas fueron la norma en el abordaje del sufrimiento mental de generaciones de ciudadanos que experimentaron en primera persona las consecuencias de la exclusión, la experimentación mal llamada terapéutica y la administración tutelada de sus vidas cotidianas por parte del dispositivo en cuestión, pone de manifiesto el fracaso de dicho modelo y abre el camino para nuevos desafíos en este Campo.

En respuesta a esta situación, sostenida durante décadas, es que recientemente Uruguay ha aprobado una nueva legislación, que rige desde el año 2017 el ámbito de la Salud Mental, como consecuencia de décadas de lucha sostenida por parte de movimientos sociales y sectores de la academia no hegemónica vinculados a la Salud Mental y los Derechos Humanos, la cual vino a reemplazar a la Ley 9.581, que regía este ámbito bajo la denominación de "Ley del Psicópata" desde el año 1936 (IMPO, 2022)

Si bien la reforma de Ley logró concretarse esta no estuvo exenta de profundos cuestionamientos por parte de los sectores vinculados a los Derechos Humanos, ya que si bien incorpora importantes transformaciones en este Campo, tomando como referencia lineamientos centrales propuesto por la Convención Internacional sobre los Derechos de las Personas con Discapacidad y el consecuente Modelo Social de Discapacidad, a su vez perpetúa lógicas manicomiales provenientes del Modelo Rehabilitador tradicional. (Palacios, 2008)

Es en este entramado que la Terapia Ocupacional en Uruguay resurge como disciplina universitaria, debiendo posicionarse ante la contingencia, asumiendo el desafío de construirse construyendo, irrumpiendo en el campo de la Salud Mental, entre otros, a la par que pugna por consolidarse como una disciplina emergente, en un escenario hegemonizado por otras disciplinas sanitarias, a saber Medicina, Psicología y Enfermería entre otras, entrando a disputar discursos y prácticas con estos protagonismos disciplinares y técnicos en donde la Terapia Ocupacional tuvo que buscar su espacio de participación e incidencia desde lugares adversos y por ende desafiantes.

Es por esto que a continuación se presenta una breve, y con mucha implicación por parte de quién relata, descripción de algunos hitos relevantes que transitó la disciplina en la construcción de este proceso, que aún no cierra, pero que al menos da ciertas luces sobre la permanente reflexión que como terapeutas ocupacionales debemos sostener y recrear para reflexionar sobre los desafíos que la profesión debe asumir como parte fundamental de los procesos históricos y regionales orientados a la transformación de los Campos de acción, necesarios para tomar un rol protagónico en las políticas públicas en clave de Derechos Humanos.

Reseña del existir: Algunos antecedentes de la Terapia Ocupacional en la historia de la Salud Mental en Uruguay

Si bien, se deja entrever que la Terapia Ocupacional emerge como disciplina recientemente en el Campo de la Salud Mental en Uruguay, esto no es así. Como es ya abiertamente sabido, la Terapia Ocupacional ha jugado un rol histórico en el Campo de la Salud Mental, desde el Modelo Manicomial en adelante, a través de la llamada Laborterapia y la Actividad dirigida, como recurso de administración de la vida cotidiana al interior de los Hospitales Psiquiátricos, en dónde los diferentes talleres laborales y actividades de la vida cotidiana, destacaron como motor de acción durante muchos años, definiendo así a la Salud Mental como un ámbito tradicional de la profesión.

Teniendo en cuenta lo anterior es que emerge en la década de 1970, la necesidad de incorporar técnicos en esta área, acorde a las experiencias llevadas adelante en otros países de la región, determinándose así la creación del primer curso dirigido a la formación de Terapeutas Ocupacionales para su incorporación a los equipos de Salud, con un enfoque situado en la rehabilitación mediante la capacitación laboral al interior de los recintos sanitarios destinados al tratamiento de la llamada enfermedad mental, dejando entrever la preocupación por parte de los organismos públicos de actualizar los abordajes llevados hasta esa fecha, en un intento por orientar el foco hacia los tratamientos extrahospitalarios.

Como se señala en el sitio web de Centro Martínez Vizca:

> En 1971 se crea por Decreto del Poder Ejecutivo N° 117/971 el Centro Nacional de Rehabilitación Psíquica [CNRP] como una Dependencia de la Comisión Honoraria. En 1972 comienza a trabajar el CNRP bajo la Dirección del **Dr. Alberto Martínez Visca**, pionero de la rehabilitación extrahospitalaria del enfermo mental en el Uruguay. Por el Decreto 7293 se crea la Escuela de Terapia Ocupacional Psiquiátrica, "la que dependerá del Centro Nacional de Rehabilitación Psíquica, que proyectará la organización y el funcionamiento de la misma (...) El C.N.R.P. realizó actividades de formación a nivel presencial y a distancia. La carrera de Terapia Ocupacional finalmente se desarrolló en el ámbito de la Escuela de Tecnología Médica de la Facultad de Medicina, como una Licenciatura. (http://www.centromartinezvisca.org.uy/quienes-somos/)

De esta manera podemos dar cuenta de que la Terapia Ocupacional, fue considerada necesaria como disciplina dentro del ámbito de la Salud Mental, llegando incluso a ser de formación exclusiva dentro del área, y presentada como curso fuera del ámbito universitario, pero necesaria para pensar nuevas lógicas que intentaban romper esquemas y adaptarse a los desafíos que requería la formación profesional más allá de los límites de las disciplinas tradicionales.

Escasos antecedentes existen sobre el devenir que tuvo la TO en Uruguay posterior a este curso, aunque existen registros de experiencias cruciales en dónde el rol de la profesión tuvo un protagonismo importante en el abordaje de usuarios y usuarias durante la década de 1970.

Cartesio *et al.* (2007) hace una breve reseña acerca de las contradicciones y desafíos que emergieron entre los años 1975 y 1982, en torno a la propuesta de cierre del Hospital Vilardebó, referente principal del abordaje manicomial en Uruguay, y de los entrecruzamientos que existieron entre diferentes visiones que pugnaban por llevar adelante las reformas en el área. Así, mediante la exposición de una experiencia particular, los autores dan cuenta tangencialmente, de la existencia del abordaje de Terapia Ocupacional a través de talleres grupales de laborterapia en el Centro Nacional de Rehabilitación Psíquica, durante esos años. A saber:

> Claudina permaneció tres meses concurriendo al CNRP y participando en distintas actividades grupales desde su ingreso (terapia ocupacional, expresión corporal, musical y plástica, expresión imaginativa y dramática

y actividades recreativo-culturales) [...] En las actividades que realizó en el taller de Terapia Ocupacional menospreciaba sus producciones que realizaba con prolijidad y buena destreza manual (p. 4).

Junto a esta iniciativa, es que se crea en el seno de la Universidad de la República el Taller de Terapia Ocupacional en el año 1969, aunque fue recién en el año 2001 que se incorpora la profesión como licenciatura, con el objetivo de ampliar la oferta formativa en el país (García, 2020).

Si bien, en el año 2001 se reconoce oficialmente la creación de la carrera de Terapia Ocupacional bajo la institucionalidad de la Universidad de la República, fue hace muchos años antes que la iniciativa por generar un programa universitario de la profesión en Uruguay fue llevado a cabo, en dónde el colega Luis Martínez, primer terapeuta ocupacional a cargo del taller de Terapia Ocupacional en el Hospital Universitario de la Universidad de la República y director del primer programa universitario de TO en Uruguay, junto a la colega María Dolores Mantilla, primera terapeuta ocupacional en trabajar en la primera oficina de Terapia Ocupacional vinculada al Centro Nacional de Rehabilitación Psíquica, crearon una propuesta de programa universitario para la profesión, el cual fue presentado el año 1972, proyecto truncado por el escenario político nacional devenido en la dictadura cívico-militar que irrumpe en Uruguay al año siguiente. No fue hasta el año 2001, que el mismo colega Luis Martínez, fue el responsable de asumir la dirección de la "nueva" carrera de Terapia Ocupacional en el marco de la Escuela Universitaria de Tecnología Médica de la Universidad de la República, proyecto que termina de concretarse recién en el año 2012 con la asunción de la Dra. Janine Hareau en el cargo de directora de carrera, proceso en el cuál me sumo como docente de la misma (Artur, 2021).

Bajo este contexto es que el autor de este documento decide emprender el desafío de radicarse en Uruguay e integrarse al equipo docente de la carrera, asumiendo la responsabilidad de crear y desarrollar 3 cursos, a saber, TO en Salud Mental Comunitaria en adultos y niños y TO en el ámbito Social y Comunitario, los cuales fueron incorporados al plan de estudios aprobados el año 2014 (Artur, 2021), aún con la terea de incluir estos ámbitos en el quehacer profesional, ya que la profesión no estaba incluida en los dispositivos socio-sanitarios acordes a los ejes formativos propuestos, los cuáles emergían como desafío de interpelación y la vez como espacio histórico y contingente en función de la disputa en el campo de la reforma de Ley en Salud Mental .

Este escenario implicaba dar vida a las propuestas curriculares y por ende integrarse a los espacios en los cuales se debatía la lógica emergente, por tanto, quién relata, se embulle en diversos espacios de producción contingente tanto en la academia como en los espacios políticos y organizativos de la sociedad civil.

Emerge y se abre camino, así, un discurso y una práctica desde la mirada particular de Terapeuta Ocupacional en el ámbito de Salud Mental, que en conjunto con colegas y compañeros/as se apropian de una propuesta no hegemónica en este Campo, llevando a cabo el desafío de problematizar la construcción de una propuesta tanto técnica como académica que tenga como piso mínimo los derechos humanos y al menos los compromisos asumidos por el Estado en este ámbito, vinculando esto con la necesidad de aportar en la formación de terapeutas ocupacionales que al menos logren visibilizar de manera crítica este nuevo escenario y asumir las responsabilidades profesionales pertinentes.

Esta intencionalidad se logra plasmar tanto en la formación de pre grado, como en la participación en grupos interdisciplinarios de académicos vinculados a la reforma, a saber el Grupo de trabajo en Salud Mental Comunitaria y DDHH con los cuales desarrollamos iniciativas docentes, investigativas y de extensión universitarias, como en organizaciones sociales como la Asamblea Instituyente por Salud Mental, Desmanicomialización y Vida Digna, la cual logró posicionarse como referente político en este ámbito, como a su vez en la participación como carrera en los espacios de asesoramiento académico para la reglamentación de la ley, con la representación de la directora de la carrera Janine Hareau y el apoyo de la Asociación Uruguaya de Terapia Ocupacional, fundada el año 2015 (ídem), la cual dio su apoyo explícito a la necesaria reforma en el este Campo (Universidad de la República, http://www.universidad.edu.uy/prensa/renderItem/itemId/39174).

Todo este camino, ha significado finalmente que la carrera se incorpore al escenario en disputa en los más amplios espacios de representación, abriendo un nuevo horizonte de posibilidades tanto discursivas como prácticas, en donde las condiciones de posibilidad quedan abiertas para un Campo en disputa y para un desarrollo profesional al calor de la potencia creativa y los alcances de lo habilitante, en cuanto definición del carácter que va a tener en la disputa por los sentidos y aportes al campo en función de las definiciones que asuma como profesión.

Reflexiones en torno a los desafíos de una Terapia Ocupacional en un Campo abierto y en permanente cambio

Como ya mencionamos anteriormente, la emergencia de un nuevo escenario legal y de prácticas emergentes en Uruguay en torno a la Salud Mental, requiere de una permanente reflexión en torno al carácter de los aportes que Terapia Ocupacional podría destinar tanto en la formación profesional como en los escenarios de acción que devengan de este nuevo escenario.

La potencial incorporación de los y las profesionales Terapeutas Ocupacionales en este proceso resulta fundamental para poder aportar con miradas innovadoras dentro del Campo en cuestión, en el cual la mirada centrada en las personas, sus derechos y su quehacer, resultan indispensables para una reforma en clave comunitaria y de inclusión social.

En consonancia a lo referido por la Organización Mundial de la Salud respecto a la Salud Mental (2004), entendida:

> Como un estado de bienestar en el cual el individuo es consciente de sus propias capacidades, puede afrontar las tensiones normales de la vida, puede trabajar de forma productiva y fructífera y es capaz de hacer una contribución a su comunidad" (p. 14).

María Heloísa da Rocha Medeiros (2012), define a la Terapia Ocupacional como:

> Área de conocimiento y práctica de salud, que se interesa por los problemas del Humano en su vida de actividades. En otras palabras, considera las actividades humanas como el producto y el medio de construcción del propio humano y busca entender las relaciones que éste establece, mediante su actividad, en su condición de vida y de salud (p. 17).

Así la Terapia Ocupacional en el Campo de la Salud Mental, y como parte del equipo interdisciplinario, brinda aportes importantes en el pensar la Salud como el complejo entramado de relaciones que permiten a los sujetos producir y transformar su realidad, y por ende a sí mismo, en su vida cotidiana mediante las actividades que realiza y los sentidos que estas contienen.

Hay tres ejes que tienen una relevancia especial a la hora de pensar en los procesos de inclusión social en salud mental, los cuales permitirían asegurar ciertos pilares que habiliten y conecten con la producción de nuevas cotidianidades y sentidos tendientes hacia la participación y autonomía de los sujetos en sus comunidades. En palabras de Saraceno (2001) citado en De Oliveira (2016): "o proceso de reabilitação psicossocial deve focalizar tres eixos: o habitat, a rede de relações e o trabalho de usuarios dos serviços de saúde mental" (p. 81).

En consonancia con lo propuesto por Saraceno, la Terapia Ocupacional se posiciona dentro del equipo interdisciplinario como agente facilitador de los proceso de reconexión y de producción de nuevas cotidianidades a través de las actividades que los sujetos vayan realizando, es decir utiliza las actividades como medio y como fin dentro de un proceso que pretende ser catalizador de nuevos territorios de existencia en los cuales los usuarios puedan reconquistar espacios de su vida cotidiana perdidos y conquistar nuevos, dentro de los cuales los espacios como vivienda, trabajo y relaciones sociales en la comunidad constituirían el eje del trabajo de Terapia Ocupacional en conjunto con los usuarios.

La perspectiva históricamente hegemónica en este Campo, basada en una hegemonía científica- positivista del sufrimiento psíquico y anclada dentro de la perspectiva exlusiva biomédica, emerge de manera importante como continuidad, pero si bien estas continuidades quedan plasmadas en la Ley, la dinámica resultante finalmente está en disputa dentro de un Campo abierto, y serán los propios dispositivos sustitutivos y sus integrantes en la acción cotidiana, los que vayan dando forma y trasformando los sentidos del quehacer a través de la construcción y sostenimiento de nuevas propuestas, inventivas, interdisciplinarias y en terreno con los propios usuarios y la comunidad. Desde algunos sectores, como la Terapia Ocupacional en Salud Mental Comunitaria, existen importantes propuestas que podrían resultar en aportes importantes a estos desafíos. Es de esperar que el camino que se espera trazar logre estar a la altura de los desafíos que esta reforma requiere, en pos de la desmanicomialización, de la Salud Mental y la construcción de vida digna como un derecho con todos y todas, para todos y todas.

REFERENCIAS

Artur, G (2021), *Histórias da terapia ocupacional na américa latina: a criação dos primeiros programas de formação profissional*. Ed. UFBP. Paraíba. Brasil.

Cartesio, G., Castiglione, V., Fierro, L., González Regadas, E. (coordinador) y Pampillón, S. (2007), Entrecruzamientos. Una mirada desde el Psicoanálisis de los Procesos Colectivos. *VII Congreso Latinoamericano de Psicoterapia – I Congreso Uruguayo de Psicoterapia*. Montevideo, 20-22 de setiembre de 2007, hotel Four Points.

Da Rocha, M. (2012), *Terapia Ocupacional un enfoque epistemológico y social*. Ed. Universidad Nacional del Litoral. Santa Fe. Argentina.

De Oliveira, I., & García, G (2016) *"Terapia Ocupacional e Trabalho: perspectivas históricas e posibilidades atuais no campo da saúde mental"* del libro *Cotidiano, Atividade Humana e Ocupação*. Ed. EduFSCar. Sao Carlos. Brasil.

Palacios, A. (2008), *El modelo social de discapacidad: orígenes, caracterización y plasmación en la Convención Internacional sobre los Derechos de las Personas con Discapacidad*. Grupo editorial Cinca. Madrid. España.

Fuentes Documentales:

Centro Nacional de Rehabilitación Psíquica. ¿Quiénes somos? [Presentación institucional]. Centro Martínez Visca. http://www.centromartinezvisca.org.uy/quienes-somos/. [07-01-2022].

Ley 19.529, Impo Centro de Información Oficial, Montevideo, República oriental de Uruguay, 24 de agosto de 2017.

Ley 9.581, Impo Centro de Información Oficial, Montevideo, República oriental de Uruguay, 24 de agosto de 1936.

Organización Mundial de la Salud (2004) Promoción de la Salud Mental conceptos, evidencia emergente, prácticas. https://www.who.int/mental_health/evidence/promocion_de_la_salud_mental.pdf

Universidad de la República. Lanzamiento de Comisión Nacional por Ley de Salud Mental. [noticia]. http://www.universidad.edu.uy/prensa/renderItem/itemId/39174. [07-01-2022].

CAPÍTULO 17

EL IMPACTO DE LA MIGRACIÓN EN LA PRÁCTICA DE LA TERAPIA OCUPACIONAL EN VENEZUELA

María Eugenia Nahr
Gisela Blanco
Velis Rodríguez

Como se hace referencia en el Capítulo 6. Contextualización historia y cultura de Terapia Ocupacional en Venezuela sobre el desarrollo y contextualización de la terapia ocupacional en Venezuela, uno de los retos que afronta actualmente nuestra profesión es el proceso migratorio masivo que se viene dando en los últimos años, es por esto que el presente capitulo intenta revisar y traer a relieve cómo los cambios y transformaciones sociopolíticas y económicas que experimenta la sociedad venezolana han tenido efectos y sigue teniendo efectos en el desarrollo y la práctica de la terapia ocupacional en el país. Una de las mayores transformaciones que se advierten en la última década en la población venezolana es la situación migratoria.

Antes de asumir una postura crítica o polarizada del fenómeno migratorio venezolano, pretendemos contextualizar, describir y compartir las experiencias y reflexiones de colegas terapeutas ocupacionales que viven su condición de migrantes.

Si bien es cierto que la migración es un fenómeno natural que ocurre incluso en otras especies y responde a diversas razones; aproximarnos al proceso migratorio pasa por tener presente su complejidad y las diversas miradas que sobre él se han desarrollado. Partiendo de la definición y como era de esperarse, nos encontramos con construcciones desde diferentes perspectivas.

La Organización Internacional para las Migraciones (OIM) define a un migrante como cualquier persona que se desplaza, o se ha desplazado, a través de una frontera internacional o dentro de un país, fuera de su lugar habitual de residencia independientemente de su situación jurídica, el carácter voluntario o involuntario del desplazamiento, las causas del desplazamiento o la duración de su estancia.[1]

Kearney y Bernadete,[2] señalan que la migración es "un movimiento que atraviesa una frontera significativa que es definida y mantenida por cierto régimen político: un orden formal o informal de tal manera que afecta la identidad del individuo". Por su parte Sandoval[3] define al proceso migratorio como aquel que hace referencia a la movilidad geográfica de las personas, de manera individual o en grupo, que se desplazan a hábitats distintos al de la cotidianidad

Al revisar estas tres definiciones encontramos que uno de los factores comunes a los que aluden es el desplazamiento o movilidad de las personas bien sea dentro del mismo territorio nacional o fuera de este; desplazamiento para organizar y vivir una nueva cotidianidad, buscar otras oportunidades y mejores condiciones de vida.

Las migraciones pueden implicar factores que ocurren en dos direcciones, los *"repulsivos"* que incitan a las personas a salir del lugar geográfico de origen y los *"atractivos"* que invitan a desplazarse hacia el lugar de destino; ambas direcciones generan impactos, consecuencias y experiencias diferenciales para quien migra[3].

En función de lo expresado anteriormente, son diversas las causas que pueden llegar a generar el proceso migratorio; partiendo de las físicas (terremotos, erupciones volcánicas, ciclones, sequias, inundaciones) y las humanas o sociopolíticas: religiosas económicas, políticas, guerras, conflictos sociales. En la actualidad la causa más importante por la que las personas migran está relacionada con el factor socio-económico.

En el caso de Venezuela, nuestra población en general no solía emigrar; era más bien un país abierto a la migración ya que recibió a aquellos provenientes de la segunda guerra mundial y de la guerra civil española, y posteriormente de regímenes dictatoriales en América Latina. Fomentó también la preparación profesional en ciencia y tecnología en las universidades del país, en las cuales muchos de los profesores provinieron de esas oleadas de inmigrantes cualificados de diferentes países.

Venezuela había sido, quizá junto a Costa Rica y Panamá y algunas islas del Caribe, uno de los pocos países que no habían experimentado la emigración masiva de una parte importante de sus ciudadanos fuera del país buscando mejores oportunidades.[4]

Del proceso migratorio Venezolano podemos decir que se ha intensificado en los últimos 20 años; sin embargo ya en el pasado producto de la experiencia por ejemplo del plan Gran Mariscal de Ayacucho en el cual decenas de venezolanos fueron a estudiar en el exterior, muchos de ellos hicieron vida en los países que los acogieron, en parte debido a que el plan no contempló una política coherente de inserción e incentivos para esos jóvenes, que por el contario muchos de ellos, consiguieron esos estímulos o incentivos en los países en los cuales se formaron.[4]

Buena parte de la migración surgida en el país se ha venido dando por los cambios en la estructura del Estado (producto de decisiones gubernamentales) que llevaron a replantear el modelo económico de la sociedad; lo que generó conflictos de interés entre los diferentes grupos sociales implantados por largos años en el país.[5,6]

Actualmente se calcula que en Venezuela han emigrado cerca de seis millones de personas, de un total de unos treinta millones. Se dice que los profesionales universitarios que han salido llegan ya a unos doscientos mil (200.000). Están ubicados en muy diferentes países, sobre todo en Estados Unidos, España y países de América Latina.[7]

Sin embargo, también es cierto que, a partir del año 2000, se intensifica este movimiento geográfico importante, que pone de manifiesto la profunda crisis social y económica de nuestro país en especial en esta última década. Muchos venezolanos que regresaron al país durante la pandemia han declarado su intención de volver a emigrar en 2021. Se estima que habrá un total de 7,1 millones de venezolanos fuera de Venezuela a finales de este año (1,7 millones más en comparación con los datos de 2020) y es posible que la cifra siga subiendo muy a pesar de las restricciones que se han impuesto producto de la Pandemia por Covid-19[8].

En 2020, los venezolanos constituían la segunda población más grande de personas desplazadas a través de las fronteras en el mundo, después de los sirios. La Agencia de las Naciones Unidas para los Refugiados identifica a los "venezolanos desplazados en el exterior" como una categoría separada para reflejar la actual crisis de desplazamiento; esta categoría no incluye a los solicitantes de asilo y refugiados venezolanos. A fines de 2020, había aproximadamente 171.000 refugiados registrados de la República Bolivariana de Venezuela y casi 4 millones de venezolanos desplazados sin estatus formal de refugiado. Aproximadamente el 73 por ciento de los refugiados y migrantes buscan refugio en los países vecinos. Colombia sigue albergando a la mayoría de los refugiados y migrantes venezolanos (más de 1,7 millones). (ver gráficos 1 y 2) [9.]

Gráfico 1 – Los 20 países de América Latina y el Caribe con las mayores cifras de migrantes en 2019

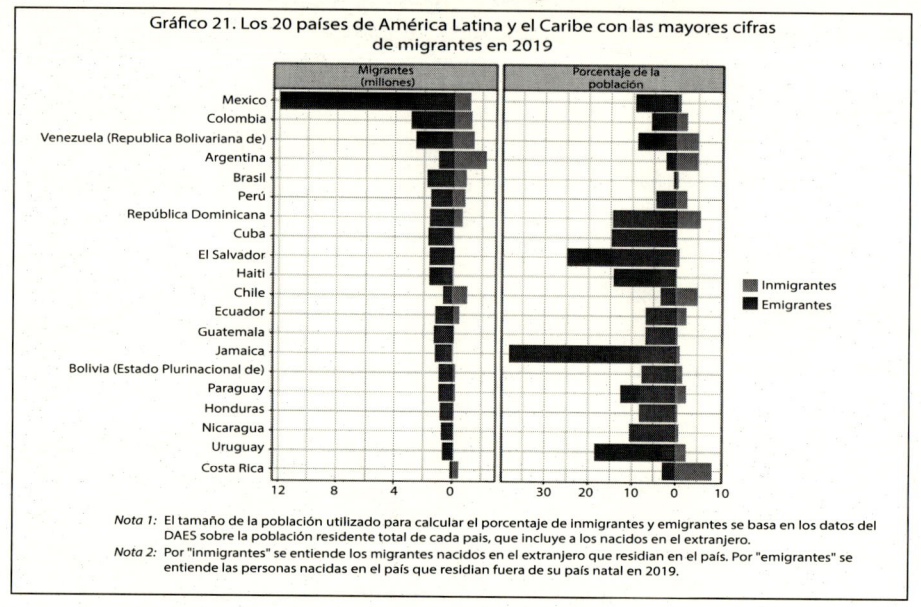

Fuente: OIM ONU Migración. Informe sobre las migraciones en el mundo 2020.

Gráfico 2 – Total, de refugiados y solicitantes de asilo en países de Latinoamérica y el Caribe. 2020

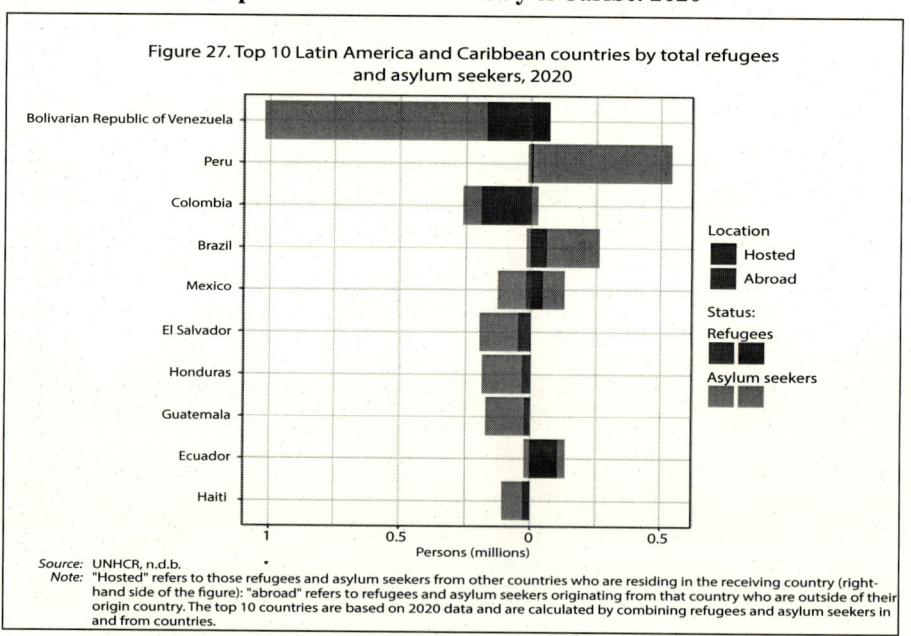

Fuente: OIM ONU Migración. Informe sobre las migraciones en el mundo 2022.

Hay una parte de esta migración que se caracteriza por ser profesionales con experiencia laboral la mayoría, con una variabilidad importante de edades donde quizás los más numerosos sean los jóvenes profesionales. Dentro de los grupos profesionales se encuentran los terapeutas ocupacionales que se han residenciado en toda Latinoamérica (Argentina, Brasil, Colombia, Chile, México y Perú), algunos países de Centroamérica y el Caribe, Estados Unidos, Canadá, Europa y Australia.

Por ejemplo, para el año 2019 la OIM reporta cómo la migración de venezolanos está ayudando a aliviar la escasez de profesionales de la salud en Argentina. Aunque el informe hace referencia específica a médicos y enfermeras, sabemos que un buen número de colegas terapeutas ocupacionales ya forman parte del sistema de salud argentino. Asimismo, el estudio resalta que ya Argentina ha adoptado medidas orientadas a facilitar la convalidación de los títulos de los profesionales de la salud venezolanos[10].

En el caso de los Terapeutas Ocupacionales son muchos los que se han vistos afectados por las condiciones sociopolíticas del país; para el 2020 se encontraban registrados 103 terapeutas ocupacionales que habían tomado la decisión de migrar.

La mayoría de estos terapeutas que habían emigrado de nuestro país, seguían manteniendo contacto no sólo con familiares, sino con sus docentes, colegas amigos, compañeros de trabajo, solicitando y compartiendo conocimiento y experiencias del campo profesional. Esto motivó a realizar una actividad enmarcada en el 27 de octubre del 2020 para celebrar el Día Internacional de la Terapia Ocupacional que se denominó: *Terapeutas ocupacionales venezolanos brillan por el mundo-Reimaginando el Hacer*; apoyados en el lema propuesto por la Federación Mundial de Terapeutas Ocupacionales (WFOT, siglas en inglés). Esta actividad fue auspiciada por la carrera de terapia ocupacional, de la Escuela Salud Pública de la Universidad Central de Venezuela.

El objetivo era permitirles a estos colegas reencontrarse con los que aún estamos en el país, compartir sus experiencias, anhelos, dificultades, brindar un espacio como punto de apoyo a quienes entendíamos no solo se sentían separados de sus familiares, sino también de su desempeño profesional en su país, entendiendo su necesidad y definiéndolos como la diáspora de Terapeutas Ocupacionales venezolanos.

La OIM señala que algunos autores definen las diásporas como un conjunto de "migrantes o descendientes de migrantes que tienen fuertes lazos culturales, lingüísticos, históricos, religiosos y afectivos con el país o la comunidad de origen, los migrantes pueden establecer y mantener relaciones con personas de sus comunidades de origen o con migrantes presentes en otros países y, por lo tanto, pertenecer a dos o más sociedades a la vez, con un sentido de pertenencia e identidad compartida.[11]

Para el evento se nombraron coordinadores por países y estos recabaron información respecto al número de terapeutas en cada país, condiciones requeridas para su ejercicio profesional, reciprocidad de los colegas de la región, si la formación recibida en Venezuela les permitía desempeñarse y responder a las demandas que estos países que habían escogido como nuevo hogar. La respuesta fue inmediata y bien recibida, tenían muchas experiencias que contar y anhelaban el contacto con sus colegas, los coordinadores en conjunto con sus compañeros elaboraron videos y afiches de presentación y dejando en claro su asistencia al evento, donde recrearon no solo su actividad sino el paisaje, música y cultura de los respectivos países.

Se realizaron diversas reuniones para concretar el programa que se muestra a continuación:

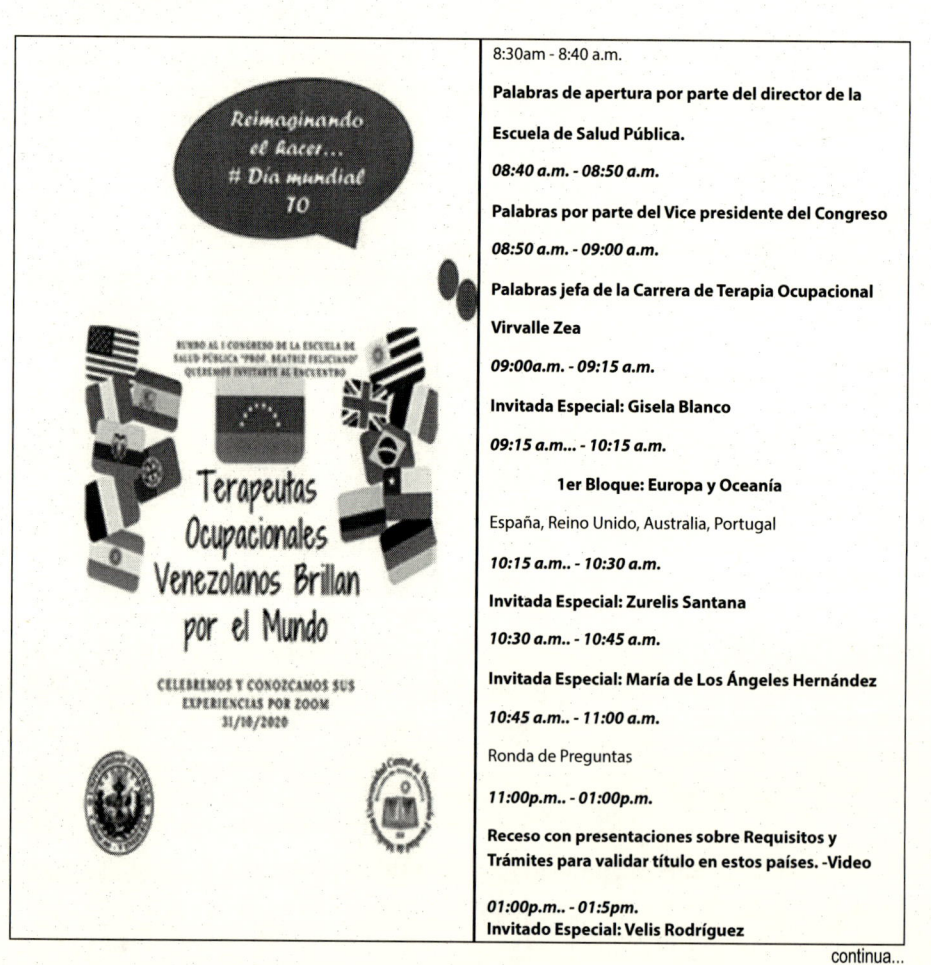

Reimaginando el hacer... # Día mundial TO — SUMO AL I CONGRESO DE LA ESCUELA DE SALUD PÚBLICA "PROF. BEATRIZ FELICIANO" QUEREMOS INVITARTE AL ENCUENTRO — Terapeutas Ocupacionales Venezolanos Brillan por el Mundo — CELEBREMOS Y CONOZCAMOS SUS EXPERIENCIAS POR ZOOM 31/10/2020	8:30am - 8:40 a.m. Palabras de apertura por parte del director de la Escuela de Salud Pública. 08:40 a.m. - 08:50 a.m. Palabras por parte del Vice presidente del Congreso 08:50 a.m. - 09:00 a.m. Palabras jefa de la Carrera de Terapia Ocupacional Virvalle Zea 09:00a.m. - 09:15 a.m. Invitada Especial: Gisela Blanco 09:15 a.m... - 10:15 a.m. 1er Bloque: Europa y Oceanía España, Reino Unido, Australia, Portugal 10:15 a.m.. - 10:30 a.m. Invitada Especial: Zurelis Santana 10:30 a.m.. - 10:45 a.m. Invitada Especial: María de Los Ángeles Hernández 10:45 a.m.. - 11:00 a.m. Ronda de Preguntas 11:00p.m. - 01:00p.m. Receso con presentaciones sobre Requisitos y Trámites para validar título en estos países. -Video 01:00p.m. - 01:5pm. Invitado Especial: Velis Rodríguez

continua...

continuação

> **01:15p.m.. - 02:10p.m.**
>
> **2do Bloque: América** 1ra parte
>
> México, Guatemala, Perú, Ecuador Colombia.
>
> **02:10p.m.. - 02:35 p.m.**
>
> Invitada Especial: Adriana Ramírez
>
> **02:35p.m.. - 03:00p.m.**
>
> Ronda de preguntas-Receso con presentaciones sobre Requisitos y trámites para validar título en estos países. -Video
>
> **03:00p.m. 04:00p.m.**
>
> **3er Bloque: América** 2ra parte
>
> Estados Unidos, Argentina, Republica Dominicana,
>
> Chile, Paraguay
>
> **04:00p.m.. - 04:30 p.m.**
>
> Invitada Especial: María Eugenia Nahr
>
> **04:30p.m.. - 05:30 p.m.**
>
> **4to Bloque: Experiencia Venezuela**
>
> **Master Clases. Aulas Virtuales en Terapia Ocupacional**
>
> **Petare - Terapia Ocupacional en Zona Descarga.**
>
> **Fomentando la paz, ciudadanía, el arte y la cultura**
>
> **como Derechos Humanos**
>
> **Formación a distancia en Venezuela.**

Este sentido de identidad compartida donde las vivencias, muestran en muchos casos, las posibilidades de ejercer su profesión en especial en los países latinoamericanos, que, si bien ofrecen algunas diferencias culturales y sociales, la facilidad de compartir el idioma favorece la incorporación de estos al campo laboral. En el marco del lema re imaginar los colegas dejaron forjada la esencia de ser Terapeuta Ocupacional, creativos, ingeniosos, innovadores entendiendo que más allá de los métodos y estrategias de atención o intervención dirigido a las personas, valoran sus características individuales y grupales.

En el ser y hacer como terapeuta ocupacional, está implícito el reconocimiento del otro, el respeto a la diversidad, entender las diferencias y desde aquí se re imaginaron formas de dialogo de acuerdo con la realidad de cada país, los terapeutas asumieron el reto y están de acuerdo en que las competencias alcanzadas en el país le permiten desempeñarse en estas nuevas ciudades, salvando las dificultades con respecto a los requisitos necesarios para homologar sus credenciales.

No todos los terapeutas migrantes lograron continuar su ejercicio profesional en estos países, pero dejaron claro que su esencia de T.O les permitió asimilar mejor esta nueva experiencia vital. He aquí algunas de estas experiencias:

"La Terapia Ocupacional, ha sido la manera que he conseguido para poder socializar y expresar todo lo bueno que traje a esta tierra, es a través de la TO, que las familias se han permitido conocerme y confiar en mí, a pesar de las corrientes xenofóbicas que podemos vivir los venezolanos. Es mi espacio de seguridad. Dentro de mi rol de TO, me siento confortable, cómoda, empoderada y no me siento marginada de la sociedad. Ecuador, me abrió otros horizontes, acá pude consolidar un proyecto hermoso, que se trata de un libro, diseñado por un grupo de especialistas de diversos orígenes, que congruismo en un fin único, el bienestar de nuestros pacientes".

Marisol Difede venezolana en Ecuador. Egresada del Colegio Universitario de Rehabilitación "May Hamilton".

"A penas llegué a la isla, éramos contados con las manos los terapeutas ocupacionales. Sin embargo, exigían el título homologado. Me incorpore a una asociación de mujeres donde luego crearon un programa de estimulación cognitiva y envejecimiento saludable, atendiendo una gran demanda de un espacio para la prevención y el tratamiento del deterioro cognitivo en personas de la tercera edad, a su vez brindando apoyo y respiro a familiares/cuidadores (en su mayoría mujeres). Solo en un ayuntamiento muy querido de la isla el **Ayuntamiento de San Miguel de Abona**, nos aceptaron el proyecto de forma domiciliar y destinaron subvenciones para el desarrollo de este, depositaron su confianza en nosotras, este servicio se mantiene desde hace 3 años y ha sido un verdadero éxito. En la actualidad mi familia y yo nos hemos mudado al Norte de la isla en donde me encuentro trabajando en la Residencia de Mayores Nuestra Señora de Candelaria de la fundación Gerón, en el Neurocentro CREN y en atención a domicilio".

Melania La Spina Licenciada en Terapia Ocupacional. Universidad Central de Venezuela, Facultad de Medicina, Escuela Salud Pública.

"Actualmente en República Dominicana existimos alrededor de 73 terapeutas ocupacionales tanto nacionales como extranjeros, de los cuales alrededor de 20 somos venezolanos. Me inicié con la práctica privada en un consultorio dirigido por una docente, quien gratamente confió en mis credenciales y me permitió conectarme con mi profesión de terapeuta, posteriormente pude crear mi propio espacio kit terapia donde ejerzo en compañía de otras colegas venezolanas y me comunico frecuentemente con la Sociedad Dominicana de Terapeutas Ocupacionales SODTEO la cual nos ha brindado todo el apoyo y nos ha permitido participar en esta. Aunque añoro mi tierra, mi sitio de trabajo en el Hospital Universitario de Caracas, República dominicana me ha brindado un espacio para mi ejercicio y desarrollo profesional donde me siento reconocida y querida por colegas y quienes solicitan mi servicio".

>Yaraelvili Madrid – en República Dominicana. Egresada del Colegio Universitario de Rehabilitación "May Hamilton" y Licenciada en la Universidad de los Altos Mirandinos Cecilio Acosta

"El recibimiento por parte de los profesionales de los equipos interdisciplinarios y de los pacientes ha sido muy satisfactorio. Les gusta mucho como trabaja el terapeuta venezolano, en general siempre me llegan comentarios positivos de como los terapeutas venezolanos somos conocedores de lo que hacemos y sobre todo la calidez con la que tratamos a los clientes. Por haber sido docente en Venezuela, conozco gran parte de los terapeutas venezolanos que están ahora en Argentina y desde los diferentes sitios en los que trabajo siempre me están solicitando les recomiende algún terapeuta venezolano, porque ya se ha dado a conocer la calidad de nuestro trabajo. Gracias Venezuela".

>Idanerlis Tortolero. en Argentina. Egresada del Colegio Universitario de Rehabilitación "May Hamilton" y Licenciada en Terapia Ocupacional Universidad Central de Venezuela

"Mi experiencia profesional en Chile ha sido de altos y bajos, me desempeño en el abordaje psicosocial, logre acá mi homologación, me ha tocado hacer ajustes especialmente para adaptarme a lo cultural ya la forma de abordar personalmente a las personas, siento el compromiso y necesidad de crecer y seguir formándome en este país. Me siento satisfecha de la exigencia y crecimiento que me hace estar aquí y lo siento como una responsabilidad social al trabajar en el área de la salud".

>Gilmar Luna en Chile. Licenciada en Terapia Ocupacional egresada de la Universidad Central de Venezuela

"Aquí me encontré con casos clínicos desafiantes, pacientes que derriban todas las barreras y que me han enseñado muchas cosas, representan un reto para mí, he adaptado desde un mate hasta confeccionar una tabla de

Transferencia con inodoro incluido para que el paciente pueda ir al baño si está viajando en la ruta. Me siento muy feliz y agradecido con esta Nación, por haberme abierto los brazos y haber sido tan noble conmigo".

>José Manuel Ortega. Argentina. Egresado del Colegio Universitario de Rehabilitación "May Hamilton".

Ejercer como terapeuta ocupacional en Ecuador ha representado un reto profesional nuevo, en muchos sentidos, desde la defensa de los espacios de acción del terapeuta ocupacional de cara al intrusismo profesional, dar a conocer la calidad de atención que somos capaces de educar a otros profesionales y personas en el ámbito educativo del Ecuador y establecerse profesionalmente en el medio local son algunos de esos retos; los cuales han tenido muchas victorias como por ejemplo ser considerados para múltiples proyectos tanto académicos como laborales, establecer una práctica profesional sostenible, que nuestro talento profesional sea reconocido y buscado en el mercado local han sido algunas de esas victorias con la que buscamos enaltecer no solamente a nuestra profesión, sino también a nuestras familias, profesores y la Universidad que nos formó"

>Daniel Mera en Ecuador. Terapeuta Ocupacional Universidad Central de Venezuela, Facultad de Medicina, Escuela Salud Pública.

"Lo que deje atrás en mi país de origen fue material y físico, grandes amigos, compañeros. Sin embargo, los recuerdos, lo aprendido, el contenido/prácticas/formación académica, y la experiencia, está, sigue y estará conmigo, ¡VALIOSO!, muy valioso. La pérdida de mis padres, la sumatoria de lo ya vivido; pérdida de la salud, la separación física de mi familia; hermanos y la emigración a superado mi fortaleza al final visto de forma radicalmente negativa se traduce en pérdida total... ¡Pero no todo está perdido! Siempre aparece desde lo más profundo de mi ser algo que me impulsa en tiempos difíciles y que puedo definir con cinco palabras que además me describen: resiliencia, fuerza, actitud, paciencia y fe. Palabras que forman parte de la espiritualidad, creencias y valores importantes para cada persona y que en mi caso me mueven el piso, no solo por mis características personales, sino por mi profesión amada...confirmo que la formación ofrecida ha sido ejemplar que aquí sigo en otro lugar del planeta, en otro país y otra ciudad de la cual también estoy agradecida por su acogida y apertura, donde sigo ejerciendo como terapeuta ocupacional, colaborando con la comunidad que bien que nos necesita. ¡¡¡Mil gracias!!!"

Zurelis Santana Jorge. Egresada del Colegio Universitario de Rehabilitación "May Hamilton" y Licenciada en Terapia Ocupacional Universidad Central de Venezuela- Actualmente en España.

"Desde el inicio he trabajado en un centro de estimulación temprana, en donde este servicio es brindado por párvulas (maestras) que hacen una combinación con estrategias educativas y algunos ejercicios que aprenden para mejorar ciertas funciones en los niños. Parte de reinventarme en un nuevo país y una cultura donde no conocían a lo que me dedico, fue aprender a dar parte de las sesiones terapéuticas parecidas a las clases que dan en este lugar. Aparte de esto, he tenido que diseñar y desarrollar manuales de ayuda para los padres de los niños a los que tengo en intervención, para brindar mayor conocimiento sobre la importancia de las ocupaciones y habilidades que nos llevan al aprendizaje. Gracias a todo esto actualmente soy una mejor profesional y doy gracias por haber tenido que enfrentarme a este reto tan grande como lo es reinventar el hacer, porque así he podido aprender más sobre mi profesión y aparte de esto, crecer como persona".

Arianni Ballesteros, en Ecuador. Egresada de la Universidad Central de Venezuela, Facultad de Medicina, Escuela Salud Pública.

"Mi experiencia a nivel profesional en la Argentina comenzó después de un año de residir en el país ya que por ser una carrera de medicina tendría que hacer la reválida pertinente. Por la universidad y organismos públicos es un trámite muy largo en cuanto su proceso razón por la cual decidí ingresar mis papeles en una universidad privada en la cual después de un año y medio pude hacer todas las materias solicitadas por el campus y tesis y así recibirme con el título de licenciada en T.O una vez hecho esto pude hacer mi matrícula en el ministerio de salud y ejercer mi carrera en este país. Actualmente y desde ese momento he trabajado en el área pediátrica específicamente con niños y niñas con Autismo el trabajo siempre es interdisciplinario se trabaja en equipo con las demás disciplinas y es muy ameno. En mi caso todos mis colegas, pacientes y padres con los que he trabajado son argentinos y el respeto, el trabajo en equipo ha sido muy genuino y bueno y eso hace que todo sea más fácil y gratificante el trabajo".

Mahikary Infante. En Argentina. Egresada de la Universidad Central de Venezuela, Facultad de Medicina, Escuela Salud Pública.

"Al establecerme en la ciudad de Orlando FL, y luego de solo haber ejercido la Terapia Ocupacional por 15 años en mi país de origen Venezuela, fue muy difícil para mí reiniciar mi actividad laboral. Por momentos sentí que no sabía hacer más nada solo SER terapeuta. hice una aplicación para trabajar en Walt Disney World, al pasar del tiempo me fui desempeñando eficiente y eficazmente en mis tareas asignadas por lo que a los 6 meses fui promovida a entrenadora, lo cual fue un gran reto para mí ya que debía entrenar personas de diferentes edades, nacionalidades, y condiciones. Un día me fue asignado para entrenamiento un joven con Síndrome de Asperger. Lo que debía ser un simple reporte (como ellos lo llaman) en donde tienes un cuadro mínimo para describir el desempeño de la persona, se convirtió para mí en una evaluación ocupacional de puesto de trabajo y un análisis de desempeño que ellos nunca habían visto en un entrenador. Mi mayor sorpresa fue cuando recibí una llamada de la oficina de los manager en donde una de mis líderes me dijo que nunca había visto un informe tan detallado, agradeciéndome por mi esfuerzo y que podía tener la seguridad de que mis recomendaciones serian tomadas en cuenta, lo cual así fue. No tengo duda que esa esencia de mi profesión que está en mí tuvo mucho que ver en eso. Continúo desempeñando mis funciones como entrenadora independientemente del lugar y actividad laboral que desempeñe, en mi SER esta la Terapia Ocupacional".

>Jhemmy Lara, en Florida EEUU. Egresada del Colegio Universitario de Rehabilitación "May Hamilton" y Licenciada en Terapia Ocupacional Universidad Central de Venezuela

"A pesar de pertenecer a otro país y tener una cultura diferente, la aceptación que hemos tenido como gremio ha sido positiva, tanto por los colegas y diferentes profesionales de la salud como por los participantes y sus familiares, considerando que la experiencia en mi país fue realizada en servicios de rehabilitación y que la atención domiciliaria que ejercí fue netamente privada, puedo reconocer la importancia que se le brinda a este aspecto, que representa una gran ventaja trabajar en los ambientes y entornos reales de las personas. No es fácil obtener los documentos que te permitan ejercer como terapeuta, pero inicialmente existen otras figuras auxiliares que te facilitan al menos mantenerte económicamente y estar en tu campo de acción y conectarte más directamente con las personas desde sus ambientes reales, personalmente esta experiencia me ha permitido desarrollar la empatía".

>Nayibe López, en Chile. Egresada del Colegio Universitario de Rehabilitación "May Hamilton" y Licenciada en la Universidad de los Altos Mirandinos Cecilio Acosta.

"Emigrar a Bogotá fue una decisión difícil; a nivel personal reconfortante pues volvimos a tener una familia extendida cercana, pero además del cambio de clima, alimentación, costumbres, e idiosincrasia (entre otros) profesionalmente es duro y decepcionante, pues al no existir en este momento el equivalente a T.S.U que en Colombia es "Tecnólogo", no sirve para optar a un cargo laboral con los beneficios legales mínimo como cualquier otro profesional, pese a mi experiencia (especialización en sordoceguera y discapacidad múltiple–Boston-, certificación en Integración Sensorial). desde 2015 he trabajado como agente bilingüe, auxiliar de Terapia Ocupacional en consultorios de Integración Sensorial, soy muy feliz porque amo lo que hago, pero por supuesto estoy muy por debajo si tuviese el Título convalidado. Con tristeza y dolor afirmo que Colombia es el peor país para emigrar (en cuanto a oportunidades laborales) para un T.S.U venezolano".

>Luz Ángela Baquero Moscoso, egresada del Colegio Universitario de Rehabilitación "May Hamilton". Especialización en Sordoceguera y Discapacidad Múltiple (en Boston). Certificación Venezolana en Integración Sensorial.

"Tuve la oportunidad de mudarme a Los Ángeles, California en el 2013, y obtener la maestría y doctorado en el área, pudiendo validar mis estudios de Venezuela. Llevo desde entonces ejerciendo como terapeuta ocupacional pediátrica en clínica y a domicilio. He tenido la oportunidad de comparar la formación venezolana con la estadounidense y he comprobado que los niveles de formación en Venezuela son altos. La maestría y el doctorado complementaron mi formación incrementando mis conocimientos en investigación. De la misma forma, saque mi licencia de especialista en alimentación y de consultora de lactancia, área que los terapeutas ocupacionales tienen muchas herramientas para ayudar. California, es un estado multicultural, y a pesar de que con algunos se habla el mismo idioma; adaptarse a las costumbres, religiones, e incluso jergas, requiere de mucha flexibilidad por parte del terapeuta. Es importante investigar e instruirse sobre culturas y ser respetuoso y abiertos a las diferencias de pensamiento. El ser bilingüe ha sido una ventaja en esta ciudad. Las herramientas que me ha dado mi carrera sin duda me han ayudado en esta transición".

>Gabriela Galaz. Egresada de la Universidad Central de Venezuela, Facultad de Medicina, Escuela Salud Pública.

"Hace 4 años y medio que llegué a España y ha sido como una montaña rusa de emociones y de cosas buenas y malas. Pero siempre me mantuve con el objetivo de volver a ejercer mi carrera. En la espera de la homologación que duró 2 años y medio, tuve varios trabajos, intenté que todos ellos tuvieran que ver con niños o bebés para mantenerme cerca de lo que hacía como terapeuta ocupacional, también en ese período y con mucho esfuerzo estudié una maestría en neurorehabilitación, la que me permitió conseguir trabajo muy rápido cuando llegó la homologación, porque aquí pesan mucho los estudios de postgrado. Mi recomendación es que nunca se alejen del objetivo principal y que, sobre todo, hagan estudios de postgrado por difícil y costoso que sea, son inversiones de esfuerzo que a futuro tendrán sus frutos".

    Katherine Alves. Egresada de la Universidad Central de Venezuela, Facultad de Medicina, Escuela Salud Pública.

"Había iniciado trámites ante el ministerio de educación superior y de relaciones exteriores relacionado con mis documentos de estudio, buscando oportunidades en Colombia. En mayo de 2019, me contactan de una institución que desde en Riohacha, La Guajira requerían un Terapeuta Ocupacional, me ofrecieron un salario para iniciar y vivienda mientras me establecía. El intercambio cultural que ofrece el costeño está cargado también de la etnia wayuu, sus costumbres y también el idioma, también experimenté desafíos profesionales, si existen diferencias en la parte formativa y del ejercicio que tuve que manejar para poder sostenerme ejerciendo. Después de 6 meses inicie en el campo particular, y desde entonces he tenido gran receptividad, atiendo población en su mayoría pediátrica, discapacidad y dificultades escolares, el nivel de prevención es poco, esa ha sido la base de mi intervención siempre. También inicie un proyecto como creador de contenido educativo, que sirve de consulta y apoyo a muchas personas que me siguen desde sus redes sociales, esto también me permitió llegar a familias en Costa Rica, Panamá y Chile, a través de las terapias y orientaciones online. En general mi experiencia ha sido positiva, he crecido personal y profesionalmente, vivir lejos de casa se hace difícil, hasta que decides hacer un hogar allí donde te encuentras. Ahora y siempre agradeceré mi formación en el CULTCA y en La UCV. Ambas casas de estudio que me dieron sin duda una gran base ya son 19 años y contando, aprendiendo y dando lo mejor de mi aquí donde me guio Dios".

    Mariana Tovar. Egresada del Colegio Universitario Cecilio Acosta y Licenciada en Terapia Ocupacional Universidad Central de Venezuela.

"Desde hace 6 años vivo en Puerto Vallarta, Jalisco. México. Mi experiencia como Terapeuta Ocupacional ha sido muy interesante, como primer dato en esta zona no se conoce el trabajo de un terapeuta ocupacional, he sido un agente educativo explicando lo que hacemos, como lo hacemos y para que lo hacemos y está la típica expresión "está pintando, está haciendo terapia ocupacional". Uno de los empleos que tengo, es un preescolar donde asisten niños y niñas que presentan una discapacidad y yo oriento a las maestras en cuanto a adaptaciones, apoyo con el programa de psicomotricidad, grafomotricidad e integración sensorial. Las maestras y directivo y padres han visto los cambios en los niños y las niñas, logrando el reconocimiento de nuestra labor en el ámbito escolar. Lo cual, ha permitido que los padres de familia como las instituciones educativas valoren el rol del terapeuta ocupacional, en el ámbito educativo.

En los últimos dos años, he estado trabajando con la población de niños y niñas que presentan el diagnostico de síndrome de Down, inicialmente se presentó la misma actitud y resistencia que viví en el ámbito educativo, con los resultados visibles de los avances de los bebés con el programa de estimulación y con el programa de Terapia Ocupacional para los preescolares. En resumen, considero que mi principal labor acá ha sido, educar a los padres y profesionales del rol que desempeña un terapeuta ocupacional en los ámbitos educativos y terapéutico, además de demostrar con nuestro hacer, la importancia de la ocupación en el desarrollo integral de los niños y las niñas, siendo fundamental el trabajo con los padres y la sociedad como agentes activos para el cambio".

María de los Ángeles Hernández Egresada de la Universidad Central de Venezuela, Facultad de Medicina, Escuela Salud Pública.

"Mi propósito profesional cuando decidí emigrar siempre fue continuar ejerciendo mi profesión, sin embargo, ponderando mis fortalezas y debilidades decidí que iniciaría donde mejorará el idioma y conociera el sistema profesional en mi área en el Reino Unido, ya que ambos representaban mis puntos débiles. Aun así, estaba dispuesta a aventurarme en cualquier área dentro de la TO, porque confiaba en mis competencias profesionales y estaba segura que la práctica me permitiría adquirir un crecimiento. Mis primeros pasos fueron en un Hospital de Cuidados Intensivos en Rehabilitación Física para adultos mayores, aun cuando sabía cómo hacer el abordaje terapéutico, el poco dominio del idioma me hizo conocer la frustración por primera vez en mi vida, sin embargo, no me detuvo, reoriente mis pasos al trabajo comunitario donde el trato con la persona era muy directo y consistía en el soporte en Actividades de la Vida Diaria, poco a poco gane más fluidez en el idioma, pero me movilizaba las emociones trabajé con personas *end of the life*", viví el deterioro de un persona en una semana, hasta acompañarlos en el momento de la muerte, sin embargo está experiencia me permitió redefinir que mi búsqueda debería orientarse a dónde yo verdaderamente disfruto mi quehacer y donde mi experiencia profesional por muchos años pudiera estar al servicio nuevamente, un espacio que me permitiera seguir aprendiendo y creciendo y definitivamente es el trabajo con niños. Afortunadamente, en la actualidad trabajo en un colegio con currículos adaptados para niños con diferentes condiciones y brindo soporte a los niños, y con los padres y maestros tengo la posibilidad de darles sugerencias, estrategias y orientarlos en el manejo de los niños. Todo esto me hace despertar cada mañana con ganas de ir a enfrentar los nuevos retos y las oportunidades que me tocan a diario, con mucha pasión y orgullo porque afortunadamente tengo un equipo que me han recibido con los brazos abiertos, que reconocen mis años de experiencia, valoran y respetan mis actuaciones profesionales, así que ahora vivo el agradecimiento en cada amanecer. ¡Nada es fácil, pero tampoco imposible!"

> Claudia Salerno Egresada de Egresada de la Universidad Central de Venezuela, Facultad de Medicina, Escuela Salud Pública

"Desde el primer momento, era mi convicción absoluta el hacer todo lo necesario para ejercer mi carrera en este nuevo país. Tanto esfuerzo y tanta creencia en la carrera no podía simplemente guardarla en un baúl de "pasado". El primer paso, aprender un idioma Germánico, el Neerlandés (Holandés). ¡Vaya reto! Después de un tiempo, curse un año en la Universidad de Ciencias Aplicadas de Rotterdam haciendo pasantías, un par de materias y la tesis para recibir la licenciatura holandesa. Dentro de un mes después de mi recibir el título, comencé mi primer trabajo en un centro de rehabilitación como terapeuta de mano y en un hospital en el área de neurológica para adultos. Luego decidí irme más al campo de la neurología, para luego dedicarme y especializarme en Lesiones Cerebrales no-congénitas. Años después, concursé y fui aceptado para un nuevo cargo y un Máster, lo que me permitió trabajar ahora más desde el ámbito de la investigación con publicaciones e implementación de innovaciones y procesos. Luego, tuve la oportunidad de tomar un siguiente paso en el área de investigación y educación, lo que aun hago y me inspira enormemente, poder participar en la formación de los futuros profesionales.

Innumerables veces me encontré en situaciones laborales donde tenía que demostrar lo que soy más allá de dónde vengo, demostrar conocimientos y habilidades aprendidas. Aquí era inevitable que una gran parte de lo que forjo mi identidad saliera a flote, mi procedencia, mi familia, mi país, pero claro también mi academia, mi UCV. Tanto fue allí lo aprendido, con o sin intención, acerca de la carrera y su alcance. Lo que aquí en este país más utilice de ello fue <u>la cantidad necesaria de exigencia y disciplina,</u> que era el contenedor que guardaba dentro la convicción y creencia de que esta profesión va mucho más allá y que debemos atrevernos. Esto, fue en gran parte mi empuje como TO en este país. Y allí estaba yo, con mi volición, mis normas y valores, mis costumbres, mi habituación, con mis capacidades y también mis retos y limitaciones, abriéndome espacio en un nuevo contexto. ¿Suena conocido? MOHO (Modelo de Ocupación Humana), le entendí mejor, me vi, y de nuevo, me arropé en mi profesión y agradeciendo a mi Escuela y a varios de mis docentes, me decidí a seguir cultivando TO, primero desde el contacto directo con clientes, investigación e implementación de innovación y luego en la educación. Ahora, continuo con mi convicción, como docente en una Universidad de los Países Bajos, llevando lo que he aprendido, compartiendo lo que soy, un migrante que cree y creerá fehacientemente en esta profesión."

Msc . Elan J. Prieto P. Egresado de la Universidad Central de Venezuela, Facultad de Medicina, Escuela Salud Pública.

De cara a esta realidad y considerando estas experiencias, es importante reconocer que los procesos migratorios producen consecuencias tanto en el país de origen como en el país receptor; de acuerdo con Aruj entre estas podemos mencionar problemas de integración y adaptación, competencia laboral, incremento de la pobreza, aumento de la discriminación y la xenofobia, disminución de los salarios de trabajadores nativos por la competencia con los inmigrantes, calificación y agudización para la selección de la mano de obra, entre otros[12].

Asimismo, la migración trae consigo un importante intercambio comercial, humano e intercultural; también se da la migración de recursos humanos, en especial recurso humano calificado [12] y junto a esto migran saberes y formas de prácticas que tienden en la mayoría de los casos a integrarse y a conformar una nueva forma en la que se configura la profesión, en cada país e incluso en la región como ha venido ocurriendo en la terapia ocupacional desde su llegada a Latinoamérica hace más de cincuenta años[13] ; donde además los cambios sociales han sido determinantes catalizadores para repensarse el hacer desde lo individual a lo colectivo[6].

De igual manera podemos decir que tras los efectos de la migración nuestro país ha sufrido parcialmente pérdidas importantes de profesionales calificados de la terapia ocupacional. Cuando valoramos esa pérdida como parcial es porque si algo demostró este evento es que muchos de estos terapeutas siguen trabajando desde estos países hacia Venezuela, inclusive algunos dictan cursos y talleres de formación en áreas específicas de conocimiento, apoyando el crecimiento y desarrollo de la profesión en nuestro país.

Sin embargo, nos sigue preocupando el hecho que aún el proceso migratorio no se detiene y el talento humano recién formado puede estar considerando emigrar como una alternativa a futuro; lo cual podría provocar una gran crisis de profesionales del área a mediano y a largo plazo en Venezuela.

Aun así, no se puede medir el impacto que la migración tiene sobre el desarrollo de la profesión y particularmente sobre la formación, pues algunos de estos migrantes formaban parte del cuerpo docente de las principales instituciones formadores en nuestro país.

Según un estudio realizado por Ascanio de modo general, la migración de profesionales genera consecuencias e impacto en el desarrollo económico y social del país. En lo económico debido a: bajos niveles de productividad, pérdida de competitividad, decrecimiento económico y disminución del PIB, desde el momento en que cada vez se cuenta con menos profesionales que agreguen valor a la economía de Venezuela, bien sea desempeñándose en el sector público o privado, e incluso con emprendimientos propios. Si consideramos que siempre puede haber pérdidas en la migración y en especial cuando son este tipo de éxodos, hay un aspecto positivo que surge del intercambio de saberes en lo personal y colectivo.[14]

La experiencia de nuestros terapeutas ocupacionales deja ver que tras la decisión de salir del país, vivir y elaborar procesos individuales de pérdidas, cambio de estatus como ciudadano, duelo migratorio, adaptación geográfica e intercambio cultural van en proceso de construcción de una nueva ciudadanía que les permia más allá de la práctica profesional gestar su propio proceso de inclusión y participación social, asumiendo también deberes y contribuyendo finalmente al crecimiento del país que los recibe.[15]

Como una consideración final, podemos decir que las experiencias de nuestros colegas con respecto a los países a donde han migrado reflejan el profundo apego y muestra de identidad que sienten por la profesión; la mayoría busca seguir desempeñándose en ese campo y aun cuando las circunstancia pueden ser adversas y no logran un ejercicio profesional pleno, estos buscan dejar huella en sus vivencias cotidianas y en la reinvención de su propio desempeño ocupacional.

Creemos que este desplazamiento de colegas en la región y hacia otras latitudes será un punto de encuentro, un espacio de intercambio y enriquecimiento para la terapia ocupacional en Venezuela y más allá de sus fronteras. Podemos decir entonces que este proceso migratorio es un aspecto que suma y sigue aportando a la construcción de la historia contemporánea de la terapia ocupacional en Venezuela.

REFERENCIAS

International Organization for Migration. Glossary on migration. (2019). *Series* (34).

Kearney, M., Beserra, B. (2002). "Migration and Identities- A Class-Based Approach". *Latin American Perspectives*, *31*(5), Issue 138.

Sandoval, E. (1993). *Migración e identidad. Experiencias en el exilio. Facultad de Ciencias políticas y Administrativas*. Universidad Autónoma del Estado de México.

4. Yeguez, M. (2017). Nuestros jóvenes profesionales ¿adónde van? *Salus.*, *21*(3), 3-4.

Echeverry, H. A. (2011) Análisis de la migración venezolana a Colombia durante el gobierno de Hugo Chávez (1999-2011). Identificación de capital social y compensación económica. *Revista Análisis Internacional*. (4), 33-52.

Blanco, G., Rodríguez V. (2012). Cambios sociales y Terapia Ocupacional. Rol del terapeuta ocupacional en el contexto contemporáneo. *TOG (A Coruña)* [revista en Internet]. monog.5, [190-205]. http://www.revistatog.com/mono/num5/contemporaneo.pdf

Martínez J. M. (2021). Diáspora de talentos venezolanos: Características de una migración de alta calificación. *Ediciones de la Academia de la Ingeniería y el Hábitat* (1ª ed. Digital). http://www.acading.org.ve/info/publicaciones/libros_ANIH.php

International Centre for Migration Policy Development ICMPD. *Long-Term Care Provision Current trends and the impact of Covid-19*. Vienna Austria. 2021.

International Organization for Migration ONU. *World migration report 2022 Ginebra*. Suiza 2022.

Mercer H. Integración laboral en el sector salud de la población venezolana en la República Argentina. Buenos Aires, *Organización Internacional para las Migraciones* (OMI) 78. 2019.

Organización Internacional para las Migraciones OIM ONU. *Informe sobre las migraciones en el mundo*. 2018. Disponible https://publications.iom.int/system/files/pdf/wmr_2018_sp.pdf

Aruj, R. (2008). Causas, consecuencias, efecto e impacto de las migraciones en Latinoamérica. *Papeles de Población*. (55), 96-116.

Díaz, M. (2018). Terapias ocupacionales: migraciones de saberes y prácticas en Latinoamérica. *Revista Ocupación Humana*. *18*(1), 21-33.

Ascanio R. (2020). *Migración de profesionales universitarios venezolanos: pérdida del capital intelectual de la nación*. Tesis doctoral en Educación. Universidad Católica Andrés Bello. https://saber.ucab.edu.ve/xmlui/handle/123456789/20133

Samacá J Ortiz E. (2020). "Nuevos ciudadanos": reconocimiento como justicia social para migrantes. *Rev. Interinst. Bras. Ter. Ocup*. Rio de Janeiro. *4*(1), 19-26.

ÍNDICE REMISSIVO

A

Argentina 5, 7, 16, 21, 22, 24, 25, 26, 29, 30, 36, 37, 38, 39, 61, 66, 80, 82, 109, 153, 154, 156, 158, 159, 200, 205, 209, 210, 211, 219, 227, 230

Assistência Social 9, 44, 135, 137, 175, 176, 177, 178, 180, 181, 184

B

Brasil 3, 7, 8, 9, 41, 42, 43, 44, 45, 46, 49, 50, 51, 109, 121, 122, 123, 125, 128, 131, 132, 134, 136, 137, 138, 140, 175, 176, 177, 178, 179, 181, 183, 184, 186, 200, 205, 227, 228, 229, 230

C

Chile 7, 13, 23, 28, 29, 35, 39, 53, 54, 55, 56, 57, 58, 59, 60, 61, 63, 75, 76, 77, 105, 109, 132, 164, 171, 172, 173, 205, 209, 212, 214, 227, 228

D

Democracia 25, 45, 123, 162, 170, 192

Derechos Humanos 9, 23, 27, 33, 34, 35, 81, 101, 102, 105, 161, 162, 163, 164, 165, 169, 170, 171, 172, 173, 193, 194, 197

Desarrollo 16, 32, 36, 67, 73, 76, 79, 85, 92, 93, 94, 96, 97, 98, 99, 103, 105, 107, 110, 117, 150, 151, 156, 157, 158, 159, 161, 162, 163, 164, 167, 168, 169, 173, 197, 201, 208, 209, 215, 217, 218

Desempeño Ocupacional 70, 71, 76, 82, 99, 100, 101, 103, 110, 142, 143, 146, 147, 149, 218

Desigualdades 43, 44, 49, 123, 124, 125, 126, 130, 148, 164, 167, 183

Docentes 35, 50, 70, 72, 86, 88, 102, 108, 109, 116, 131, 133, 137, 139, 178, 185, 188, 197, 205, 217

F

Fisioterapia 72, 94, 95, 107, 132, 136, 137

H

História 7, 19, 45, 124, 125, 127, 129, 134, 138, 183, 188, 192

I

Intervenção 42, 44, 131, 132, 133, 134, 135, 137, 175, 177, 178, 184, 187, 190

M

Medicina 22, 56, 63, 71, 83, 93, 95, 96, 97, 98, 107, 108, 111, 113, 139, 150, 155, 167, 194, 195, 208, 210, 211, 213, 214, 215, 216, 217, 228, 229

Migración 10, 166, 201, 202, 203, 204, 205, 217, 218, 219, 220

O

Occupational Therapy 49, 75, 79, 81, 82, 105, 139, 150, 151, 158, 172

Ocupacional 3, 4, 7, 8, 9, 10, 13, 14, 15, 16, 17, 21, 22, 23, 24, 25, 26, 27, 28, 29, 30, 31, 32, 33, 34, 35, 36, 37, 38, 39, 41, 42, 43, 44, 45, 46, 47, 48, 49, 50, 53, 54, 55, 56, 57, 58, 59, 60, 61, 62, 63, 64, 65, 66, 67, 68, 69, 70, 71, 72, 73, 74, 75, 76, 77, 78, 79, 80, 81, 82, 83, 85, 86, 87, 88, 89, 91, 92, 93, 94, 95, 96, 97, 98, 99, 100, 101, 102, 103, 104, 105, 107, 108, 109, 110, 113, 114, 115, 116, 117, 121, 122, 123, 124, 125, 127, 128, 129, 131, 132, 133, 134, 135, 136, 137, 138, 139, 140, 141, 142, 143, 144, 145, 146, 147, 148, 149, 153, 154, 155, 156, 157, 158, 159, 161, 162, 163, 164, 166, 167, 168, 170, 171, 172, 173, 175, 177, 178, 179, 180, 181, 183, 184, 185, 186, 187, 188, 190, 191, 192, 193, 194, 195, 196, 197, 198, 199, 200, 201, 205, 207, 208, 209, 210, 211, 212, 213, 214, 215, 217, 218, 219, 227, 229, 230

Ocupacionales 7, 9, 16, 22, 23, 24, 30, 31, 37, 38, 53, 54, 55, 58, 59, 61, 62, 63, 64, 65, 66, 67, 69, 70, 71, 72, 73, 74, 75, 76, 77, 78, 80, 81, 83, 85, 86, 87, 88, 91, 93, 95, 97, 98, 99, 100, 101, 102, 103, 104, 105, 109, 110, 114, 115, 116, 141, 142, 145, 146, 147, 148, 149, 163, 164, 165, 166, 168, 169, 171, 173, 194, 197, 198, 201, 205, 208, 209, 213, 218, 220

Ocupacional Social 9, 29, 33, 49, 50, 128, 129, 134, 135, 175, 177, 178, 180, 181, 183, 184, 185, 187, 190, 191, 192

Ocupación Humana 16, 17, 38, 69, 70, 73, 75, 76, 77, 79, 80, 81, 82, 148, 217, 220

P

Pandemia 9, 59, 86, 87, 89, 101, 121, 123, 141, 142, 143, 145, 146, 149, 185, 203

Peru 228

R

Racismo 42, 46, 57, 121, 123, 125, 126, 128, 129, 130

Rehabilitación 22, 27, 29, 35, 37, 65, 66, 67, 68, 69, 71, 74, 77, 79, 80, 92, 93, 94, 95, 96, 97, 98, 99, 100, 103, 105, 107, 108, 109, 110, 114, 115, 143, 147, 148, 153, 155, 156, 159, 168, 171, 194, 195, 196, 200, 208, 209, 210, 211, 212, 213, 215, 216

S

Salud Mental 9, 29, 31, 32, 33, 35, 57, 87, 110, 114, 115, 143, 159, 167, 193, 194, 195, 196, 197, 198, 199, 200, 227

Salud Pública 95, 96, 97, 102, 107, 111, 114, 145, 151, 158, 205, 208, 210, 211, 213, 214, 215, 216, 217, 228, 229, 230

Social 7, 9, 16, 21, 22, 23, 24, 25, 26, 27, 28, 29, 30, 31, 32, 33, 34, 35, 36, 37, 38, 44, 45, 46, 47, 48, 49, 50, 54, 56, 57, 59, 62, 68, 70, 71, 72, 81, 92, 93, 99, 100, 101, 102, 103, 110, 114, 116, 117, 122, 123, 124, 125, 128, 129, 130, 132, 133, 134, 135, 136, 137, 138, 141, 144, 147, 148, 153, 154, 155, 157, 158, 161, 162, 163, 165, 166, 167, 168, 169, 172, 175, 176, 177, 178, 179, 180, 181, 183, 184, 185, 186, 187, 188, 189, 190, 191, 192, 193, 196, 198, 200, 203, 209, 218, 219, 220, 228

T

Terapeutas Ocupacionais 42, 43, 44, 45, 46, 50, 121, 124, 125, 126, 127, 131, 134, 175, 177, 178, 181, 184, 188

Terapeutas Ocupacionales 9, 22, 37, 53, 54, 58, 59, 61, 63, 65, 66, 67, 69, 70, 72, 73, 74, 77, 80, 83, 85, 86, 87, 88, 91, 93, 95, 97, 98, 99, 100, 101, 102, 103, 104, 109, 110, 114, 115, 116, 141, 142, 145, 146, 147, 148, 149, 164, 165, 166, 169, 171, 194, 197, 198, 201, 205, 208, 209, 213, 218

Terapia Ocupacional 3, 4, 7, 8, 9, 10, 13, 14, 15, 16, 17, 21, 22, 23, 24, 25, 26, 27, 28, 29, 30, 31, 32, 33, 34, 35, 36, 37, 38, 39, 41, 42, 43, 44, 45, 46, 47, 48, 49, 50, 53, 54, 55, 56, 57, 58, 59, 60, 61, 62, 63, 64, 65, 66, 67, 68, 69, 70, 71, 72, 73, 74, 75, 76, 77, 78, 79, 80, 81, 82, 83, 85, 86, 87, 88, 89, 91, 92, 93, 94, 95, 96, 97, 98, 100, 101, 102, 103, 104, 105, 107, 108, 109, 110, 113, 115, 116, 117, 121, 122, 123, 124, 125, 127, 128, 129, 131, 132, 133, 134, 135, 136, 137, 138, 139, 140, 141, 144, 145, 146, 148, 153, 154, 155, 156, 157, 158, 159, 161, 162, 163, 164, 166, 167, 168, 170, 171, 172, 173, 175, 177, 178, 179, 180, 181, 183, 184, 185, 186, 187, 188, 190, 191, 192, 193, 194, 195, 196, 197, 198, 199, 200, 201, 205, 208, 209, 211, 212, 213, 214, 215, 217, 218, 219, 227, 229, 230

Terapia Ocupacional Social 9, 29, 33, 49, 50, 128, 129, 134, 135, 175, 177, 178, 180, 181, 183, 184, 185, 187, 190, 191, 192

Terapias Ocupacionales 7, 16, 23, 54, 55, 61, 62, 63, 64, 70, 71, 74, 75, 76, 78, 81, 105, 163, 173, 220

Tradición 7, 21, 23, 24, 25, 26, 27, 28, 29, 30, 31, 32, 34, 36, 37

V

Venezuela 8, 10, 91, 92, 93, 95, 96, 99, 103, 105, 106, 109, 201, 202, 203, 205, 206, 208, 209, 210, 211, 212, 213, 214, 215, 216, 217, 218, 219, 228

SOBRE OS ORGANIZADORES/AUTORES

Vagner Dos Santos (Org.)
Terapeuta ocupacional brasileiro, atualmente é Head of Discipline Occupational Therapy na *Charles Sturt University*, Austrália. Vagner tem seu trabalho publicado em revistas de alta influência em Terapia Ocupacional e Saúde Pública, e é editor de seção dos Cadernos Brasileiros de Terapia Ocupacional, e revisor para múltiplas publicações acadêmicas no Brasil e no exterior. Professor Assistente, *Charles Sturt University*, Austrália.

Irene Muñoz (Org.)
Terapeuta Ocupacional y Magister en Educación en Ciencias de la Salud de la Universidad de Chile, es directora de la Carrera de Terapia Ocupacional y profesora asociada de la Facultad de Ciencias de la Salud de la Universidad Central de Chile. Directora de la Revista ContexTO y revisora de publicaciones académicas de Latinoamerica. Actualmente cursando el Doctorado en Educación en Universitat de les Illes Balears desarrollando investigación en inclusión social y valoración de la diversidad en la Educación Superior. Professora Associada, Directora de Carrera, Universidad Central, Chile.

Magno Farias (Org.)
Terapeuta ocupacional brasileiro, mestre e doutor em Educação. Atualmente é professor adjunto da Universidade de Brasília - FCE e possui experiências nas áreas de terapia ocupacional social, educação, juventudes e práticas antiopressivas e antirracistas. Coordena o Laboratório Metuia Cerrado: Grupo de estudos e práticas em Terapia Ocupacional Social (UnB/FCE).

Liliana Paganizzi
Coordinadora Hospital de Dia. Clínica Las Heras. Centro de Salud Mental, Argentina.

Sol Becerra
Licenciada en Terapia Ocupacional de la Universidad Nacional de San Martín, Argentina.

Magdalena Macias
Licenciada en Terapia Ocupacional de la Universidad Nacional de San Martín. Ayudante ad Honorem de la Carrera de Terapia Ocupacional en la Universidad Nacional de San Martín, Argentina.

Victoria Ibarra
Licenciada en Terapia Ocupacional de la Universidad Nacional de San Martín. Ayudante ad Honorem de la Carrera de Terapia Ocupacional en la Universidad Nacional de San Martín, Argentina.

Waldez Cavalcante Bezerra
Professor Assistente, Universidade Estadual de Ciências da Saúde de Alagoas, Brasil.

Aline Godoy
Doutora, Universidade de São Paulo, Brasil.

Ellen Terra
Chefe da Seção Operacional de Gestão de Pessoas, Instituto Nacional do Seguro Social, Brasil.

Michelle Lapierre
Facultad de Ciencias Sociales, Universidad Católica de Temuco, Temuco, Chile.

Solángel García Ruiz
Secretaría Distrital de Salud de Bogotá. Colombia & Universidade Federal de São Carlos, Brasil.

Jaqueline Cruz Perdomo
Universidad del Valle, Colombia.

Clara Duarte Cuervo
Universidade Federal de São Carlos, Brasil.

Aleida Fernández Moreno
Universidad Nacional de Colombia, Colombia.

Jenny Herrera
Universidad Nacional Mayor de San Marcos, Peru.

Velis Rodríguez
Profesor Asistente. Escuela de Salud Pública, Facultad de Medicina. Universidad Central de Venezuela.

Gisela Blanco
Profesora Titular. Escuela de Luis Razzetti. Facultad de Medicina. Universidad Central de Venezuela.

María Eugenia Nahr
Profesora Instructora. Escuela de Salud Pública, Facultad de Medicina. Universidad Central de Venezuela.

Janine Hareau
Profesora, Escuela Universitaria de Tecnología Médica, Facultad de Medicina, Universidad de la República de Uruguay.

Sonia Díaz Valdez
Docente, Escuela Universitaria de Tecnología Médica, Facultad de Medicina, Universidad de la República de Uruguay.

Andrés Rey
Docente, Escuela Universitaria de Tecnología Médica, Facultad de Medicina, Universidad de la República de Uruguay

Fabián Preciozzi
Docente, Escuela Universitaria de Tecnología Médica, Facultad de Medicina, Universidad de la República de Uruguay.

Fatima Iaffei
Docente, Universidad Centro Médico Bautista, Paraguay.

Librada Esther Giménez Valdez
Terapeuta Ocupacional, Centro Estadual de Reabilitação e Readaptação Dr Henrique Santillo, Brasil.

Sofia Martins
Programa de Pós-Graduação em Terapia Ocupacional da Universidade Federal de São Carlos, Brasil.

Ana Paula Serrata Malfitano
Professora Associada do Departamento de Terapia Ocupacional e do Programa de Pós-Graduação em Terapia Ocupacional da Universidade Federal de São Carlos, Brasil.

Thelma Simões Matsukura
Professora Titular Sênior do Programa de Pós-Graduação em Terapia Ocupacional da Universidade Federal de São Carlos, Brasil.

Cláudia Maria Simões Martinez
Professora Titular Sênior do Programa de Pós-Graduação em Terapia Ocupacional da Universidade Federal de São Carlos, Brasil.

Roseli Esquerdo Lopes
Professora Titular do Departamento de Terapia Ocupacional, do Programa de Pós-Graduação em Terapia Ocupacional e do Programa de Pós-Graduação em Educação da Universidade Federal de São Carlos, Brasil.

Juan Manuel Arango Soler
Terapeuta Ocupacional, Magíster y Doctor en Salud Pública. Profesor asistente de la Universidad Nacional de Colombia.

Yerson Alí Correa Moreno
Terapeuta Ocupacional, Especialista, Magíster y Doctor en Salud Pública.

Jaime Alberto Méndez Castillo
Fonoaudiólogo, Magister en Salud Pública, Candidato a Doctor en Salud Pública de la Universidad Nacional de Colombia. Docente de la Corporación Universitaria Iberoamericana.

Luis Alfredo Arango Soler
Filósofo y Psicólogo, Magíster en Filosofía y Máster en Marketing. Investigador independiente.

Daniela Testa
Universidad Nacional Arturo Jauretche, Instituto de Ciencias de la Salud, Argentina.

Ana Carolina de Souza Basso
Professora do Curso de Terapia Ocupacional do Instituto Federal de Educação, Ciência e Tecnologia do Rio de Janeiro, Brasil.

Monica Villaça Gonçalves
Professora adjunta do curso de Terapia Ocupacional da Universidade Federal do Espírito Santo.

Gabriela Pereira Vasters
Professora adjunta do curso de Terapia Ocupacional da Universidade Federal de São Paulo.

Beatriz Prado Pereira
Professora adjunta do curso de Terapia Ocupacional da Universidade Federal da Paraíba.

Marina Jorge da Silva
Professora adjunta do curso de Terapia Ocupacional da Universidade Federal de São Carlos.

Pamela Cristina Bianchi
Professora adjunta do curso de Terapia Ocupacional da Universidade Federal de São Paulo.

Rolando Ramírez Pulgar
Terapeuta Ocupacional. Universidad de O'Higgins, Chile.

SOBRE O LIVRO
Tiragem: 1000
Formato: 16 x 23 cm
Mancha: 12,3 x 19,3 cm
Tipologia: Times New Roman 10,5/11,5/13/16/18
Arial 8/8,5
Papel: Pólen 80 g (miolo)
Royal Supremo 250 g (capa)